Márcio Rabelo Mota

Como realizar exercício físico para hipertensão arterial sistêmica

Márcio Rabelo Mota

Como realizar exercício físico para hipertensão arterial sistêmica

Hipotensão pós-exercício aeróbio e resistido

Novas Edições Acadêmicas

Impressum / Impressão
Bibliografische Information der Deutschen Nationalbibliothek: Die Deutsche Nationalbibliothek verzeichnet diese Publikation in der Deutschen Nationalbibliografie; detaillierte bibliografische Daten sind im Internet über http://dnb.d-nb.de abrufbar.
Alle in diesem Buch genannten Marken und Produktnamen unterliegen warenzeichen-, marken- oder patentrechtlichem Schutz bzw. sind Warenzeichen oder eingetragene Warenzeichen der jeweiligen Inhaber. Die Wiedergabe von Marken, Produktnamen, Gebrauchsnamen, Handelsnamen, Warenbezeichnungen u.s.w. in diesem Werk berechtigt auch ohne besondere Kennzeichnung nicht zu der Annahme, dass solche Namen im Sinne der Warenzeichen- und Markenschutzgesetzgebung als frei zu betrachten wären und daher von jedermann benutzt werden dürften.

Informação biográfica publicada por Deutsche Nationalbibliothek: Nationalbibliothek numera essa publicação em Deutsche Nationalbibliografie; dados biográficos detalhados estão disponíveis na Internet: http://dnb.d-nb.de.
Os outros nomes de marcas e produtos citados neste livro estão sujeitos à marca registrada ou a proteção de patentes e são marcas comerciais registradas dos seus respectivos proprietários. O uso dos nomes de marcas, nome de produto, nomes comuns, nome comerciais, descrições de produtos, etc. Inclusive sem uma marca particular nestas publicações, de forma alguma deve interpretar-se no sentido de que estes nomes possam ser considerados ilimitados em matérias de marcas e legislação de proteção de marcas e, portanto, ser utilizadas por qualquer pessoa.

Coverbild / Imagem da capa: www.ingimage.com

Verlag / Editora:
Novas Edições Acadêmicas
ist ein Imprint der / é uma marca de
OmniScriptum GmbH & Co. KG
Heinrich-Böcking-Str. 6-8, 66121 Saarbrücken, Deutschland / Niemcy
Email / Correio eletrônico: info@nea-edicoes.com

Herstellung: siehe letzte Seite /
Publicado: veja a última página
ISBN: 978-613-0-16941-1

DEDICATÓRIA

AGRADECIMENTOS

Primeiramente a Deus e Nossa Senhora por colocar estas pessoas que citarei em meu caminho:

✓ Ao Doutor, professor e orientador Herbert Gustavo Simões, um grande mestre de lições não só acadêmicas como também, lições de vida. Obrigado por todo apoio e por todas oportunidades a mim oferecidas. Isso me fez crescer como pesquisador e como futuro docente de uma universidade.

✓ A Cida e Weslen por me ajudar em momentos tão difíceis. Estas pessoas são muito abençoadas que Nossa Senhora sempre os acompanhe.

✓ Aos funcionários do LEFFS (Laboratório de Estudos em Educação Física e Saúde); Alessandra e Ricardo Moreno.

✓ Agradeço ao mais novo doutorando, Emerson Pardono, por ter dedicado integralmente nesta pesquisa.

✓ Agradeço aos meus irmãos acadêmicos Emerson Pardono, Wolysson, Ricardo Moreno, Luciana, Sérgio, Gisela, Juliano e Gabriele do Valle pela grande contribuição científica na minha dissertação.

✓ Agradeço a todos os professores do mestrado pois, todos contribuíram para o meu amadurecimento acadêmico.

✓ Agradecimento especial aos meus pais Anísio e Maria Selene e aos meus irmãos Alessandro e Magno Romero. Que Deus e Nossa Senhora sempre os acompanhem.

✓ A minha esposa Ana Paula, do qual tenho grande paixão e admiração.

✓ A Capes por estar dando apoio financeiro e contribuindo para pesquisa científica no Brasil.

✓ Ao Dr Junio, Coordenador de Saúde da Presidência da Republica que me incentivou e deu todo apoio durante a pesquisa.

RESUMO

Propósito: Comparar os efeitos hipotensores de exercícios aeróbio com os efeitos dos exercícios resistidos e se podem ser mantidos durante as atividades realizadas ao longo dia de trabalho dos Funcionários da República. Métodos: A amostra foi composta por 15 voluntários hipertensos "bordeline" e fisicamente ativos (42.9±6.2 anos; 81.4±15.4 kg; 172.7±9.2 cm; 26.8±3.7 kg/m^2 e pressão arterial média de 90.0±9.6 mmHg) submeteram-se, em dias separados, a quatro sessões experimentais de exercícios: 1) Teste com uma repetição máxima (1RM); 2) 20 min de corrida em esteira (20Est); 3) 20 min de exercício resistido (20Res); 4) dia controle (Con). As sessões aplicadas na esteira ergométrica foram realizadas a 70% da freqüência cardíaca de reserva e as sessões de exercícios resistidos foram realizadas em forma de circuito, sendo executadas 20 repetições a 40% de 1RM, alterando-se exercícios entre membros superiores e inferiores A aferição da pressão arterial sistólica (PAS) e da pressão arterial diastólica (PAD) foi realizada durante 20 min em repouso pré-exercício (Pré Exerc), bem como a cada 15 min durante uma hora de recuperação pós-exercício (Rec), pós-prandial, 240 min e 420 min no local de trabalho, utilizando-se o aparelho de mensuração da pressão arterial com insuflação automática (Microlife, BP 3AC1-1). Adicionalmente, a pressão arterial e as respectivas variações dos deltas em relação ao repouso foram mensuradas entre o 15$^\text{Q}$, 30$^\text{Q}$, 45$^\text{Q}$,60$^\text{Q}$ min, pós-prandial,240 min e 420 min da Rec em relação ao Pré Exerc foram utilizados para comparação. Resultados: a hipotensão pós-exercício (HPE) foi observada após sessões de 20Est, 20Res e Con. Foram observadas diferenças na PAS entre Con e aeróbio Rec30, Rec60, pós-prandial, Rec240 e Rec420 (p<0,05) e entre controle e resistido Rec30, Rec45, Rec60, Rec240 e Rec420 (p<0,05), bem como para a PAD e entre controle e resistido Rec15, Rec60 (p<0,05) entre Con e aeróbio Rec60 (p<0,05), e entre aeróbio e resistido Rec15 (p<0,05). Em relação ao dia controle, a HPE foi observada após a execução da corrida em esteira e exercício resistido (p<0,05) durante o dia de trabalho dos funcionários da Presidência da República, do qual apresentou valores mínimos e máximos de PAM após 20Res (2.9±2.4 e 6.3±0.8 mmHg) na Rec45 e 420min, e de após 20Est (3.9±0.5 e 7.1±0,5 mmHg) nas Rec15 e 240min. Conclusão: As sessões de exercícios 20 minutos de corrida em esteira e 20 minutos exercício resistido (circuito), apresentaram HPE semelhante, podendo ser uma forma de tratamento não farmacológico da pressão arterial em indivíduos hipertensos bordeline durante o dia de trabalho.

Palavras-chave: hipotensão pós-exercício, bordeline, exercício aeróbio, exercício resistido, Microlife

ABSTRACT

Purpose: To compare the effects of treadmill running (Tre) and resistance exercises (Res) on post-exercise hypotension (PEH) and to verify if PEH may be sustained during the work day of the employees of Presidency of the Republic of Brazil. Methods: Fifteen borderline hypertensive and physically active volunteers (42.9±6.2 yrs; 81.4±15.4 kg; 172.7±9.2 cm; 26.8±3.7 kg/m^2 and resting mean blood pressure of 90.0±9.6 mmHg) underwent, in separate days, to four experimental exercise sessions: 1) one maximum repetition (1-MR) test for strength assessment; 2) 20-min of Tre (20Tre); 3) 20-min of Res (20Res); 4) control session (Con). The 20Tre sessions were performed at 70% of Heart Rate reserve (HRres) and the 20Res sessions were performed in a circuit model, with 20 repetitions of 40% 1-MR for upper and lower body. The systolic (SBP) and diastolic blood pressure (DBP) (Microlife, BP 3AC1-1) were measured during 20-min of resting before exercise (Rep), and at each 15-min during one hour of post-exercise recovery (Rec). Additionally, blood pressure and its respective variation deltas in relation to resting (VD) were measured at the 15th, 30th, 45th and 60th min of post-exercise period (Rec15 – 60), after-lunch and at 240 and 420min of recovery at work (240rw and 420rw). Results: PEH was observed after all sessions, with differences being observed on VD of PAS for Con in relation to 20Tre at Rec30, Rec60, after-lunch, 240rw and 420rw (p<0.05), and between Con and 20Res at Rec30, Rec45, Rec60, 240rw and 420rw (p<0.05). Also, the VD of PAD of the Con differed to 20Res at Rec15 and Rec60 (p<0.05) as well as between Con and 20Tre for Rec60 (p<0.05) and between 20Tre and 20Res for Rec15 (p<0.05). In relation to control, the PEH effect was similarly observed during all over the day work of employees after both resistance and treadmill running exercises (p<0.05) with a minimal and maximal lowered effect on mean blood pressure of 2.9±2.4 and 6.3±0.8 mmHg after Res at 420rw and Rec45 respectively, and of 3.9±0.5 and 7.1±0,5 mmHg after Tre at Rec15 and 240rw respectively. Conclusion: Similarly to treadmill running, a 20-min of Res (circuit) promotes PEH and may be an alternative for the non-pharmacological treatment of borderline hypertensive individuals during the work day.

Key words: hypotension post-exercise, bordeline, exercise resistance, exercise aerobic, microlife,

SUMÁRIO

Abreviações

ANF – Fator Natriurético Atrial

CON - Controle

ER – Exercício Resistido

EAR – Exercício Aeróbio

FC – Freqüência Cardíaca

HPE - Hipotensão Pós-Exercício

LAC – Lactato

PA – Pressão Arterial

PAD – Pressão Arterial Diastólica

PAM – Pressão Arterial Média

PAS – Pressão Arterial Sistólica

PR – Presidência da República

RM – Repetição Máxima

RVP – Resistência Vascular Periférica

RVS - Resistência Vascular Sistêmica

1RM – Teste de uma repetição máxima

VO_2máx – Volume máximo de oxigênio consumido

DP – Duplo produto

1 -Introdução

A Hipotensão Pós-Exercício (HPE) tem sido observada em indivíduos hipertensos e normotensos, jovens e idosos (MacDONALD et al, 2000; KAUFMAN et al, 1987; HAGBERG et al, 1987). Sua magnitude e duração dependem do tipo de população estudada, sendo mais freqüentemente observada em indivíduos com maiores níveis pressóricos; do tipo de exercício realizado, sendo evidenciada principalmente após exercícios aeróbicos; e da duração do exercício, de modo que o mais prolongado parece provocar uma hipotensão pós-exercício maior, mais precoce e mais duradoura. Os mecanismos responsáveis pela hipotensão pós-exercício ainda são controversos, podendo estar relacionados à redução tanto do débito cardíaco quanto da resistência vascular periférica. Fatores diversos como a modificação do controle barorreflexo e a diminuição da responsividade alfa-adrenérgica, além da secreção de substâncias humorais, hormonais e locais, podem levar à manutenção da vasodilatação periférica pós-exercício, contribuindo para a gênese da hipotensão pós-exercício (FORJAZ et al, 2000).

Segundo Floras et al (1989), os efeitos agudos do exercício físico sobre a magnitude da resposta hipotensora pós-exercício podem estar ligados tanto a fatores genéticos quanto aos níveis pressóricos iniciais. De fato, a resposta hipotensora, em vários estudos, tem se mostrado maior na população hipertensa do que na população normotensa.

Halliwill et al (2001) observaram em humanos que, depois de uma única sessão de exercício, ocorrem mudanças nos mecanismos de controle da PA. Essas mudanças resultam na HPE que pode durar até 2 horas em indivíduos saudáveis, podendo se prolongar por até 12 horas em indivíduos hipertensos.

A HPE desencadeada pelo exercício físico contínuo tem se mostrado dependente da duração desse exercício. Forjaz et al (1998) evidenciaram que o exercício físico dinâmico com duração de 45minutos resulta em queda pressórica mais acentuada e duradoura que o exercício com duração de 25 minutos. Além disso, a ausência de modificações na PA durante o período no qual os indivíduos controle permaneceram em repouso e sentados, confirma que a diminuição observada na pressão arterial após as sessões experimentais deve-se realmente ao exercício físico e não às variações pressóricas diurnas normais. Tais resultados têm importância clínica, pois, ao demonstrarem a influência da duração do exercício na resposta hipotensora pós-exercício, Forjaz et al (1998) sugeriram que as sessões mais prolongadas de exercícios sejam mais recomendadas para indivíduos hipertensos, visando atenuar os elevados níveis pressóricos diários dos mesmos. No entanto, diversos autores têm demonstrado que sessões de menor duração (20 a 30 minutos) inclusive sessões intermitentes como os exercícios resistidos, resultam em HPE (MOTA et al, 2005; 2006; FOCHT et al, 1999; SIMÃO et al 2004; SIMÕES et al, 2004; HALLIWILL et al, 2001; MacDONALD et al 1999; MacDONALD et al 2001).

Aparentemente, sessões mais intensas também podem resultar numa redução mais duradoura e maior da pressão arterial (PA). Contudo, outros aspectos, além da duração e intensidade do exercício precisam ser investigados - incluindo a massa muscular envolvida, a velocidade de execução dos exercícios, bem como a associação de exercícios aeróbios e anaeróbios (POLLITO et al, 2003).

O estudo de Simões e Lizardo (2004), foi uma das poucas investigações sobre HPE resistidos. Estes autores evidenciaram HPE após musculação realizada a 30% e 80% de 1RM. Estudos adicionais são necessários para melhor compreender o papel do exercício resistido como tratamento não-farmacológico da hipertensão arterial, analisando em especial a HPE ao longo do dia, e comparando os efeitos hipotensores dos exercícios resistidos com outras formas de exercício (como corrida em esteira ergométrica). Assim, seria relevante comparar a magnitude e a duração da HPE realizado em esteira ergométrica e realizados contra-resistência (musculação por exemplo), analisando ainda se a HPE pode ser observada ao longo do dia de trabalho dos participantes.

2 - OBJETIVOS

1 – Comparar os efeitos hipotensores do exercício realizado em esteira ergométrica com aqueles observados após realização de exercícios resistidos.

2 – Verificar se os efeitos hipotensores da corrida em esteira e dos exercícios resistidos podem ser mantidos durante as atividades realizadas ao longo do dia de trabalho dos funcionários da Presidência da República.

A hipótese do presente estudo foi que os efeitos hipotensores de exercícios resistidos realizados em forma de circuito (musculação), bem como de exercício aeróbio realizado em esteira ergométrica possam ser semelhantes, e que mesmo sessões de 20 minutos de duração sejam eficazes no controle não farmacológico da PA ao longo de um dia de trabalho de indivíduos hipertensos, como os funcionários da Presidência da República, que participaram deste estudo.

3 – REVISÃO DE LITERATURA

3.1 – Hipotensão pós-exercício

No Brasil, 32,6% das causas de mortalidade foram atribuídas a comprometimentos cardiocirculatórios. Um dos principais fatores de risco para a doença cardíaca é a elevação crônica da pressão arterial (PA). A redução dos valores pressóricos, mesmo em sujeitos normotensos, é um importante fator para minimizar o risco de doença cardíaca e a prática regular de exercícios físicos tem sido amplamente empregada no tratamento não-farmacológico da hipertensão arterial. Kroeker et al (1955), Wilcox et al (1982) e Bennett et al (1984) observaram que, após a realização de uma única sessão de exercícios físicos, ocorria uma queda da PA pós-exercícios, permanecendo abaixo dos valores observados no período de repouso pré-exercício. Esse fenômeno descrito tem sido denominado hipotensão pós-exercício (FORJAZ et al, 2000).

A hipotensão pós-exercício (HPE) tem sido observada após a realização de variados tipos de exercícios aeróbios (caminhada, corrida e cicloergômetro). Estudos investigando os efeitos da massa muscular envolvida em exercícios realizados a uma mesma intensidade relativa não evidenciaram diferença na magnitude da HPE resistido. Observou-se ainda que os exercícios resistidos, realizados a 65% de 1 repetição máxima (1RM), e os exercícios aeróbios contínuos, realizados a 65% do VO_2máx., resultaram numa HPE de mesma magnitude (MacDONALD et al, 1999).

MacDonald et al (2000), em um estudo com hipertensos limítrofes, verificaram que quando realizaram exercícios com duração de 30 minutos em ergômetro de braço a 65% do VO_2máx, e em cicloergômetro a 70% do VO_2máx, a HPE ocorria durante 60 minutos de recuperação pós-exercício independente da modalidade exercitada, sendo que a maior HPE comparado com os valores basais ocorreu nos 30 minutos pós-exercício para a PAM, e apresentou redução de aproximadamente 10 mmHg, para os valores PAS ocorreu entre 5 e 60 minutos com redução de aproximadamente 15 mmHg, sendo que a PAD apresentou redução aproximada de 7 mmHg nos 45 minutos da recuperação.

MacDonald et al (2001) verificaram que, em sujeitos simulando atividades da vida diária, o efeito da HPE persistiu durante os 70 minutos em que permaneceram em observação enquanto realizaram tais atividades. As atividades diárias incluíram 30 minutos em repouso; 5 minutos sentados; 5 minutos em pé, parados; 10 minutos caminhando em esteira ergométrica a 4.8 km/h; 15 minutos sentados; 10 minutos em cicloergômetro a com uma carga de 100 wats (aproximadamente a 70% do VO_2máx), 5 minutos caminhado em esteira ergométrica a 4.8 km/h; 5 minutos sentados; 5 minutos caminhando com peso de 5.7 kg e 10 minutos sentados. Foi observada ainda uma redução pós-exercício da PAS entre 12 a 17 mmHg, PAD de aproximadamente 5mmHg e PAM entre 5 a 8 mmHg, comparado com os valores basais.

Arsa et al (2005), em um estudo com indivíduos hipertensos, analisaram a HPE aeróbio após 45 minutos de exercícios realizado com alternância de intensidades (2 minutos a 55% da FC reserva e 1 minuto a 74% da FC reserva) e com intensidade constante (65% da FC reserva). A HPE ocorreu em ambas sessões para PAS, contudo para a PAD ocorreu HPE apenas após exercício de intensidade constante.

Bottcher et al (2005) observaram HPE de PAD em hipertensos que participaram de sessões de exercícios com duração de 60 minutos (20 minutos de caminhada, 15 minutos de alongamento, aquecimento e volta à calma e 25 minutos com atividades voltadas para desenvolver a agilidade, flexibilidade e a coordenação motora).

Fisher (2001), em um estudo com homens e mulheres normotensos, observou a HPE após 35 minutos de recuperação de um exercício aeróbio em cicloergômetro (60,1±0,83% do VO_2max), sendo similar em homens e mulheres, com valores de PAD mais elevados nos homens.

3.2 – Possíveis mecanismos causais da HPE

Ainda não existe um consenso na literatura sobre os mecanismos causais da HPE.

Apesar da maioria dos estudos apontarem a redução da resistência vascular periférica (RVP) como principal causa, os mecanismos desencadeadores desta diminuição da RVP ainda não estão bem esclarecidos. Contudo, os possíveis mecanismos relacionados com a HPE estão descritos a seguir:

3.2.1 – Alterações no volume sangüíneo

Durante a realização de exercícios intensos, ocorre um aumento da PA, o qual contribui para que parte do volume plasmático seja direcionado ao espaço intersticial, reduzindo o volume sangüíneo circulante e, conseqüentemente, o retorno venoso ao coração. Isso se traduziria numa diminuição do volume de ejeção, do débito cardíaco e da PA após a realização de exercícios (MacDONALD, 2002).

3.2.2 – Mecanismos termorregulatórios

A vasodilatação cutânea é o mecanismo primário de perda do calor em humanos. Durante o exercício físico ocorre o aumento da temperatura corporal que é responsável por uma redistribuição de sangue para as partes periféricas do corpo, e pelo aumento na sudorese com conseqüente perda do volume plasmático, o que poderia contribuir para ocorrência da HPE. Num estudo de Franklin et al (1993), sujeitos normotensos foram colocados em ambientes frio, neutro e quente, ambos após a execução de exercícios. A Hipotensão só foi evidente no grupo exposto ao ambiente quente, inferindo que a vasodilatação cutânea pode ser uma hipótese mediadora da HPE. No entanto, Wilkins et al (2004) verificaram que a HPE não poderia ser atribuída à vasodilatação cutânea. Estes autores observaram que a elevação do fluxo sangüíneo da pele, após um período de 60 minutos de exercício aeróbio com intensidade moderada, resultou num declínio da temperatura corporal, se comparada com a dos níveis pré-exercício que era $31,9 \pm 0,3°C$ vs $31,4 \pm 0,3°C$. Assim, estes autores concluíram que a vasodilatação sistêmica não é o principal mecanismo que desencadeia a HPE uma vez que ocorreu um retorno do fluxo sangüíneo e temperatura da pele pós-exercício em relação à redução da PAM que perdurou até 50 minutos pós-exercício.

Tem sido sugerido que o estresse térmico ocorrido durante o exercício também contribui para um menor retorno venoso pós-exercício (MacDONALD et al, 2002). Porém, é improvável que esses mecanismos vasodilatadores sejam os únicos que expliquem a HPE. Alterações autonômicas, bem como outros mecanismos indutores da diminuição da resistência periférica total após o exercício, também podem estar relacionados (RONDON et al, 2002) e serão apresentados adiante.

3.2.3 Mecanismos neurais

Os efeitos neurais (inibição simpática) e vasculares (substâncias vasodilatadoras) têm importância na mediação da HPE. Segundo VanNess et al (1996) a ação de receptores antagonistas ganglionais que bloqueavam a condução simpática em ratos, resultou em redução de 85% na PA (de 9mmHg para 1mmHg). Em comparação, num estudo de Halliwil et al (1996) foi utilizada uma infusão de um antagonista de receptores alfa-adrenérgicos a fim de bloquear simpaticamente os mediadores de vasoconstrição em humanos normotensos. Essa intervenção não alterou a HPE; embora, aparentemente, tenha sido responsável por aproximadamente 30% da queda na resistência vascular sistêmica, o que poderia estar relacionado a uma perda da vasoconstrição simpática após o exercício (HALLIWILL et al, 2001).

Williamson et al (2004) observaram que durante o exercício a região cortical insular cerebral, ativada por comando central, age para modular respostas cardiovasculares e, após o exercício aeróbio, realizado em duas diferentes intensidades (leve a 20% Fcreserva e moderada entre 60 a 80% da Fcreserva) observou-se reduções do fluxo sanguíneo celebral em regiões especificas do córtex insular e córtex cingulado anterior durante a HPE, sugerindo que a ocorrência da HPE possa estar associado a alterações do fluxo sangüíneo cerebral em áreas de controle cardiovascular.

3.2.4 – Óxido nítrico

A função do óxido nítrico é mediar a vasodilatação na medida em que sua liberação resulta em menor sensibilidade alfa-adrenérgica. Halliwill et al (1996) verificaram que a inibição da síntese sistêmica do óxido nítrico pode ser contrária à HPE. Em contrapartida, em um estudo realizado em animais observou-se que a HPE não é dependente do aumento da produção do óxido nítrico em sujeitos normotensos (HALLIWILL et al, 2001). No entanto, diversos autores tem evidenciado que durante o exercício o fluxo sanguíneo da musculatura eleva-se em conseqüência da ação do óxido nítrico, ação esta que persiste após o término do exercício, contribuindo para um menor retorno venoso pós-exercício, redução do débito cardíaco e conseqüentemente HPE (COATS et al, 1989, BALON et al, 1994, FRANKLIN et al, 1993).

3.2.5 – Outros fatores

Há evidências para sugerir que a realização de exercício físico diminui a sensibilidade alfa-adrenérgica vascular, fato que pode ser responsável pela HPE. Embora Landry et al (1992) tenham sido os primeiros a sugerirem que as variações das sensibilidades vasculares pós-exercício podem ser responsáveis pela HPE em humanos, muitas evidências foram analisadas em diversos experimentos e outros fatores hipotensores tem sido considerados como causais (MacDONALD, 2002).

Tem sido sugerido, por exemplo, que a diminuição do débito cardíaco em pessoas idosas e hipertensas ocasiona uma redução da PA pós-exercício (HANGBERG et al, 1993) ainda que uma diminuição do volume sangüíneo contido no ventrículo esquerdo ao término da diástole, podem ser observado após a execução de atividade física, fato que está associado à redução do retorno venoso do débito cardíaco e da PA (RONDON et al, 2002).

Os efeitos dos exercícios agudos que induzem a queda pressórica após a execução de exercícios têm sido observados em diferentes populações, apresentando uma grande variação em sua magnitude e duração. Sabe-se que aspectos inerentes do exercício como tipo, intensidade e duração do mesmo também podem influenciar na resposta pressórica durante o período de recuperação pós-exercício (HAGBERG et al, 1993).

O`connor et al (1993) verificaram uma redução da ansiedade durante 90 – 120 minutos após a realização de sessões de 30 minutos de exercícios resistidos a 40%, 60% e 80% de 10 repetições máximas (RM). Em contrapartida, a PAS e PAD não apresentaram redução neste estudo.

Em um estudo de Reyes et al (2004), foram examinadas as respostas hemodinâmicas em mulheres jovens e em mulheres mais velhas durante uma hora após duas execuções de exercícios resistidos de extensão de joelho – 15 RM e 5 RM. Observou-se uma grande queda da PAS, PAD e PAM em mulheres mais velhas, a qual foi atribuída à diminuição da RVP, por uma menor reativação dos vasos sanguíneos, possibilitando uma grande magnitude da HPE em mulheres mais velhas.

Williamson et al (2004), investigaram as mudanças da distribuição do fluxo sanguíneo cerebral durante a HPE em humanos normotensos e constataram que 30 minutos de exercício moderado (entre 60 a 80% da FC de reserva) e após 30 minutos de exercício leve a 20% da FC de reserva , resultou em redução do fluxo cerebral em regiões específicas do córtex insular e córtex cingulado anterior, os quais estão relacionados com o controle cardiovascular. As alterações do fluxo observados foram relacionados à HPE observada.

3.3 – Efeito da intensidade e da duração do exercício sobre a pressão arterial e duplo produto pós-exercício

O'Connor et al (1993), comparando as respostas da PA após sessões de exercícios resistidos com utilização de 40%, 60% e 80% da carga máxima voluntária em 10 repetições (10RM), demonstraram que a PAS permanecia elevada por até 15 minutos após o exercício realizado com 60% e 80% da carga máxima, não apresentando aumento significativo após a execução de exercícios com 40% de 10RM. Focht et al (1999) constataram que, após 4 exercícios com repetições entre 12 a 20 com 50% da carga voluntária máxima, a PAS não se modificou, mas a PAD caiu significativamente durante 20 minutos enquanto que, após 4 exercícios com repetições entre 4 a 8 com 80% da carga voluntária máxima, houve aumento na PAS até os 20 minutos da recuperação e nenhuma modificação na PAD.

Simão et al (2004) realizaram um experimento durante 3 dias não consecutivos a fim de investigar o efeito hipotensor do exercício resistido realizado em diferentes intensidades: no primeiro dia - foram realizados testes com carga de 6 RM com 5 exercícios; no segundo dia - foram realizadas 3 séries de 6 RM com 6 exercícios e no último dia realizaram 12 repetições de cada exercício com carga correspondente a 50% de 6 RM com 3 passagens de 6 exercícios. A PAS pós-esforço apresentou reduções significativas por 40 minutos após sessões de 12 repetições a 50% de 6 RM e por até 50 minutos após sessão de 6 RM. No mesmo estudo foi observada uma diminuição da PAD na primeira mensuração após a execução de 12 repetições a 50% de 6 RM. Assim, verificou-se que a intensidade do exercício resistido pode influenciar na duração do efeito hipotensor após o término da atividade.

A HPE pode ser constatada após a execução de vários tipos de exercícios dinâmicos envolvendo grandes grupos musculares. Ela tem se mostrado mais duradoura após a realização de exercícios com duração de 30 a 60 minutos, realizados em intensidades moderadas situadas entre 50% e 60% do VO$_2$máx. Entretanto, tem sido sugerido que o exercício realizado durante 30 minutos, numa intensidade moderada e com um volume mais baixo, pode facilmente produzir HPE em pacientes hipertensos, mas não em indivíduos normotensos (HALLIWILL et al, 2001).

A duração do exercício interfere na magnitude das respostas que regulam e determinam a pressão arterial (PA). Foi comparado o efeito agudo de uma sessão de exercício resistido (ER) a 50% e 100% de 8 RM e com 30 minutos de corrida em esteira, realizadas em diferentes intensidades sobre a PA, em seis condições experimentais aleatórias e um dia controle em dias diferentes: 1) ER com 50% de 8 RM; 2) ER com 100% de 8 RM; 3) ER com intensidade auto-selecionada; 4) Corrida em esteira com intensidade entre 60% e 65% da FC Máx; 5) Corrida em esteira com 85% a 90% da FC Máx; 6) Corrida com intensidade auto-selecionada; 7) Controle sem exercício. Verificou-se, então, que a PAS foi maior após a sessão de corrida do que após a sessão de exercício resistido. A HPE ocorreu após 30 minutos de exercício, independentemente do tipo e intensidade do esforço. Assim, os exercícios de intensidade baixa, alta ou auto-selecionada promoveram, neste estudo, uma HPE de magnitude similar em normotensos (WERNECK et al, 2004).

Em um estudo de Raine et al (2000) a PA foi mensurada após a realização do exercício aeróbio em cicloergômetro em duas situações: durante a recuperação na posição sentada e na posição decúbito dorsal. Foi observada redução dos valores da PAM, PAD e pressão arterial de pulso pós-exercícios. A redução da pressão arterial de pulso durante a recuperação na posição sentada esta acompanhado de diminuição do volume sistólico, o qual não ocorreu na posição decúbito dorsal.

Em um estudo de Brown et al (1994), foi investigada a resposta da PA durante a recuperação pós-exercício resistidos e em cicloergômetro em 4 ocasiões: 1) 3 séries de 5 exercícios resistido a 40% de uma 1 RM em 20-25 repetições com 30 segundos de repouso entre os exercícios e 2 minutos de repouso entre os circuitos; 2) 3 séries de 5 exercícios resistido a 70% de uma 1 RM em 8-10 repetições; 3) exercício em cicloergômetro que faz movimentos alternados dos braços durante 5 minutos e com as pernas durante 5 minutos a 70% da FC de reserva durante 25 minutos; 4) exercício em cicloergômetro que faz movimentos dos braços a 70% da FC de reserva monitorada a cada 5 minutos para manter a FC determinada. Demonstraram uma significante redução da PA em indivíduos normotensos, apresentando valores similares nas tentativas. Nesse caso, a HPE foi comparada ao exercício aeróbio em cicloergômetro executado durante 25 minutos, com uma carga de 70% da FC reserva que produziu valores similares de HPE quando comparando o exercício resistido.

Kaufman et al (1987), realizaram um estudo em sujeitos normotensos e hipertensos, separados em 3 grupos: N1 (8 normotensos com idade entre 19 a 29 anos), N2 (8 normotensos com idade entre 35 a 62 anos) e H (8 hipertensos com idade entre 44 a 57 anos). As sessões de exercícios foram realizadas em 3 sessões: dia controle, 20 minutos de caminhada em esteira a 67% da FCmax teórica e 5 séries de 10 minutos de caminhada em esteira (50 minutos) com 3 minutos de repouso entre as séries. Os resultados da HPE para PAS nos dia controle e 20 minutos de caminhada para normotensos (N1) foi de 126 mmHg para 121 mmHg e para normotensos (N2) foi de 127 mmHg para 120 mmHg e hipertensos (H) foi de 155 mmHg para 142 mmHg e para PAD normotensos (N1) foi de 77 mmHg para 73 mmHg e para hipertensos

(H) de 98 mmHg para 95 mmHg. Para a sessão 50 minutos de cominhada para a PAS com normotensos (N1) (-12±1) mmHg, normotensos (N2) (-10±2) mmHg e hipertensos (H) (-12±3) mmHg e para PAD normotensos (N1) (-5±2) mmHg, normotensos (N2) (-5±1) mmHg e hipertensos (H) (-7±2) mmHg comparando com o repouso pré-exercício com o pós-exercício. A HPE para PAS permaneceu durante os 60 minutos pós-exercícios nos 3 grupos, sendo que a PAD retornou rapidamente ao valor pré-exercício durante a recuperação.

Hagberg et al (1987) verificaram a HPE após 45 minutos em esteira ergométrica a 52% do VO_2max (HPE mensurada por uma hora) ocorrendo uma queda de 8 mmHg para PAS, e a 70% do VO_2max (HPE mensurada por 3 horas) ocorrendo uma queda de 13 mmHg para PAS, em ambas sessões não houve diferenças na PAD, comparado com sessão controle.

Hogben et al (1999) realizaram 2 estudos para verificar a HPE em normotensos e hipertensos borderline em um ciclo ergômetro a 70% do VO_2max. O estudo com normotensos foi realizado em 3 sessões com duração de 15, 30 e 45 minutos. Ocorreu HPE para PAS por 1 hora nas 3 sessões, e para PAD ocorreu uma maior queda entre 30 e 45 minutos. O estudo com hipertensos borderline foi realizado em 2 sessões com duração de 10 e 30 minutos. Ocorreu HPE por 1 hora ocorrendo uma maior queda aos 15 minutos (14 mmHg) e a HPE da PAD ocorreu até os 45 minutos pós-exercícios. Observou-se ainda HPE de PAM por 1 hora e a maior queda ocorreu aos 15 minutos (9 mmHg). Conclui-se neste estudo que o exercício com duração de 10 minutos proporciona benefícios para tratamento não farmacológico da pressão arterial.

MacDonald et al (1999) compararam em normotensos os efeitos das intensidades de 50% e 75% do VO_2máx sobre a magnitude da HPE realizado durante 30 minutos em cicloergômetro. Ocorreu HPE por uma hora, em relação às variáveis pré-exercício: na PAS (de 132±17 para 124±15 mmHg), na PAD (de 75±14 para 70±13 mmHg) e na PAM (de 93±15 para 87±15 mmHg), sendo que não observou-se diferença significativa entre as intensidades exercitadas.

MacDonald et al (2000) realizaram 2 estudos , utilizando um cicloergômetro a 70% do VO_2máx, para observar o efeito da duração da HPE em diferentes intensidades em comparação com o valor pré-exercício. O primeiro estudo foi com normotensos com 3 sessões (15, 30 e 45 minutos), ocorrendo HPE na PAS (por 1 hora) ocorrendo a maior queda (12 mmHg de 126,0 para 114,3 mmHg) aos 45 minutos, sendo que na PAD (entre 30 e 45 minutos) foi de 4,6 mmHg (71±9 para 66±9 mmHg) e na PAM (entre 30 e 60 minutos) ocorrendo a maior queda que foi de ~ 7mmHg (86±10 para 79±10) aos 45 minutos, com FC aumentada até os 30 minutos da recuperação (70±9 para 96±12 bpm). No segundo estudo, realizado com hipertensos bordeline em 2 sessões (10 e 30 minutos), ocorreu HPE na PAS (por 1 hora) ocorreu a maior queda de 14 mmHg (133±8 para 119±14 mmHg) aos 15 minutos, na PAD (até 45 minutos) foi de ~ 8 mmHg (79±11 para 71±10 mmHg) aos 15 minutos e na PAM (por 1 hora) a maior queda foi de ~ 9,95 mmHg (96±07 para 86±12 mmHg) aos 15 minutos. A FC ficou elevada por 1 hora, contudo não ocorreu diferença significativa entre as intensidades na respota da magnitude da HPE.

Farinatti et al (2003) compararam o efeito da intensidade de exercícios resistidos em normotensos em 3 séries de 6RM e 3 séries de 12 repetições a 50% de 6RM. HPE foi verificada por uma hora, para a PAS após sessão de 12 repetições com uma queda significativa até os primeiros 40 minutos, e após sessão de 6RM com queda significativa por 60 minutos. Para PAD ocorreu uma redução de 66.3±5.6 para 60.3±5.5 mmHg, não ocorrendo com a PAD após sessão de 6RM. Nenhuma diferença significativa foi observada entre as intensidades estudadas.

O duplo produto (DP) tem sido relacionado com o nível de trabalho do miocárdio, sendo utilizado como parâmetro de segurança para o controle da intensidade do exercício em grupos que apresentam fatores de risco para o desenvolvimento de doença coronariana. Arsa et al (2004) compararam a influência da intensidade do exercício (30% de 1RM e 75% de 1RM) em 4 sessões de exercícios resistidos em forma circuito com utilização de creatina monohidrato. O comportamento do DP no repouso pré-exercício e durante 90 minutos da recuperação pós-exercício se mostrou elevado no pós-exercício em relação ao repouso pré-exercício. Assim, tanto a suplementação de creatina como as intensidades do exercício não demonstraram relevância no comportamento do DP pós-exercício.

Forjaz et al (1998) realizaram um experimento com normotensos e observaram os efeitos de 45 minutos de exercício em cicloergômetro em 3 intensidades do VO_2máx (30%, 50% e 80%). Ocorreu HPE por 90 minutos, na PAS pré-exercício de 107,4±3,1 mmHg para rec5-30'= 103,6±3,4; rec35-60'= 101,0±3,5; rec65-90'= 102,5±3,4 mmHg e na PAD pré-exercício de 74,7±3,1 mmHg para rec5-30'= 71,6±3,0; rec35-60'= 70,8±3,1; rec65-90'= 72,2±3,0 mmHg. Para o DP pós-exercício a 30% VO_2máx os valores oscilaram entre 7930±314 pré-exercício para uma queda significativa na rec5-30'= 7150±326; rec35-60'= 6794±349 e rec65-90'= 6628±311. Após o exercício realizado a 80% VO_2máx, o valor pré-exercício de 7468±267 apresentou um aumento significativo na rec5-30'= 9818±366; rec35-60'= 7931±364; rec65-90'= 7664±322, e não ocorreram diferenças significativas em relação a 50% VO_2máx.

3.4 – Hipotensão pós-exercício resistido

Focht et al (1999) verificaram a influência das intensidades do exercício resistido no estado de ansiedade e PA, em três condições: o primeiro executou 4 exercícios com 3 séries de 12 a 20 repetições com 50% de carga e 1 RM; o segundo executou 4 exercícios com 3 séries de 4 a 8 repetições com uma carga a 80% de 1 RM e num grupo de controle. Observou-se redução no estado de ansiedade aos 120 e 180 min da recuperação após terem executado os exercícios a

50% de 1 RM e também ocorreu uma queda significativa da PAD utilizando 50% da carga

máxima de 1 RM, do qual persistiu por 20 minutos, do qual não ocorreu com PAS e o controle.

Lizardo et al (2005) evidenciaram o efeito hipotensor de exercícios resistidos em

sessões distintas compostas por 2 séries de 30 repetições para membros inferiores e superiores

separadamente em uma intensidade mais baixa (30% de 1 RM) e em uma sessão de 2 séries de

8 repetições em uma intensidade mais alta (80% de 1 RM), sendo que também foi realizada

sessões para membros superiores e inferiores com 4 séries de 30 repetições a 30% de 1 RM.

Concluiu-se nestes estudos que a HPE pode ser observada em sujeitos normotensos após uma

única sessão de exercício resistido, mesmo que seja para membros superiores, mas que os

exercícios realizados a 30% de 1 RM, principalmente aqueles realizados por membros

inferiores, se mostraram mais hipotensores que os realizados a 80% de 1 RM.

Fisher (1999), comparou o efeito do exercício resistido em normotensos e em mulheres

hipertensas borderline por uma hora de recuperação pós-exercício em 3 sessões (teste de 1RM;

3 sessões de exercícios em forma de circuito com 5 exercícios (50% 1RM) e um dia controle).

Durante a recuperação as hipertensas apresentaram uma PAS de 125.8±8.1 e PAD 85.9±5.8

mmHg e para normotensas PAS 102.8±8.6 e PAD 68.8±5.7 mmHg. Ocorreu HPE para PAS e

não ocorreu com a PAD comparado com um dia controle em ambas sessões. Conclui-se que

após a realização do exercício resistido em forma de circuito ocorreu HPE durante a

recuperação em ambos sujeitos.

Mota et al (2005) evidenciaram a HPE após as sessões de exercícios resistido em forma

de circuito e aeróbio em esteira com duração de 20 minutos, sendo que o exercício resistido em

forma de circuito alternando membros superiores e inferiores, compostos de 3 sessões com 10 exercícios (40% de 1 RM), resultou em uma maior queda a da PAD, a qual não apresentou diferença significativa após o exercício em esteira ergométrica (80% da FC Max teórica).

4 – Materiais e Métodos

4.1 - Participantes

Foram selecionados 15 funcionários da Presidência da República (PR) hipertensos limítrofes (valor de PAS e PAD de aproximadamente 140 / 90 mmHg), de ambos os sexos (13 homens e 2 mulheres). Após terem assinado um Termo de Consentimento Livre e Informado (anexo a), os participantes foram submetidos a uma avaliação cardiológica constituída por um eletrocardiograma de repouso e durante teste de esforço em esteira ergométrica e responderam, também, um questionário de Anamnese (anexo b). As características descritivas dos voluntários estão apresentadas na tabela 1.

Tabela 1 – Características descritivas dos participantes (n = 15)

Vol.	Peso (kg)	Idade (anos)	Estatura (cm)	Imc (kg/m²)	% Gordura 3 (DC)	PAS* (mmHg)	PAD* (mmHg)	FC Repouso (bpm)	Vo₂ max (mL.kg.min⁻¹)	Colesterol Total (mg.dL⁻¹)	Glicemia (mg.dL⁻¹)
1	64,0	48	170	22,1	11,6	140	85	57	64,4	198	88
2	99,5	41	182	30,0	17,5	150	90	68	53,7	196	90
3	86,0	27	179	26,8	10,7	120	60	81	53,7	160	83
4	93,0	43	186	26,9	14,2	120	80	75	35,3	169	90
5	63,0	46	161	24,3	31,9	130	80	70	33,2	221	98
6	75,0	54	162	28,6	18,7	120	90	91	41,2	175	80
7	67,0	47	164	24,9	16,7	160	90	85	41,6	266	91
8	70,6	50	166	21,3	21,1	120	80	75	53,5	185	89
9	80,0	41	181	24,4	14,8	134	83	78	43,5	218	82
10	100,0	43	177	31,9	26,0	140	80	92	26,1	209	105
11	62,0	43	173	20,7	12,4	130	85	58	40,6	-	-
12	103,0	37	180	31,8	23,2	146	100	96	-	-	-
13	85,0	42	172	28,7	21,7	150	100	66	39,7	172	90
14	101,0	42	182	30,5	20,3	140	100	80	37,2	205	116
15	72,0	40	156	29,6	33,6	110	70	94	36,3	155	92
Média	81,4	42,9	172,7	26,8	19,6	134,0	84,9	77,7	42,8	194,5	91,9
± DP	15,0	6,2	9,2	3,7	6,9	14,2	11,0	12,5	10,1	30,4	9,8

* Mensuração ambulatorial de repouso realizada no dia do teste espirométrico.

4.2 – Sessões de exercícios

Os voluntários foram submetidos, em dias distintos, em ordem randomizada, e em um mesmo horário do dia, as sessões de exercícios resistidos (teste de 1RM e sessão de exercícios resistidos em forma de circuito) e a exercício em esteira ergométrica.

4.2.1 – Teste de 1RM

O teste de uma repetição máxima (1RM) foi aplicado para obtenção da carga máxima contra a qual o participante conseguisse realizar ao menos uma repetição correta (um movimento completo) em cada um dos exercícios resistidos utilizados no estudo conforme descrito no item 4.2.2. Foi um teste com acréscimo progressivo de carga em cada série / tentativa (BITTENCOURT,1986), respeitando-se uma pausa de 1 a 3 minutos entre as tentativas (NIEMAN, 2003).

4.2.2 – Sessões de exercícios resistidos realizados em forma de circuito

O circuito de exercícios resistidos constituiu-se de 13 exercícios, na seguinte ordem (Fig. 1 a 13): cadeira de extensão dos joelhos, cadeira de adução do quadril, cadeira de abdução do quadril, supino sentado, "leg press", "pull-over" com peso deitado sobre um banco horizontal, flexor de joelhos em pé, puxada horizontal unilateral com peso apoiado sobre um banco, cadeira de adução do quadril, flexão dos cotovelos com mãos em supinação utilizando barra (rosca direta), extensão de joelhos e de quadril ("leg press"), extensão do tronco (lombar), desenvolvimento "pela frente" com barra.

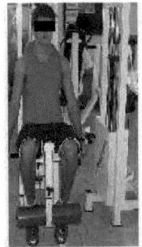

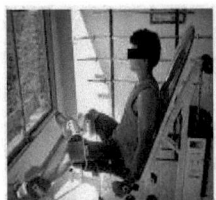

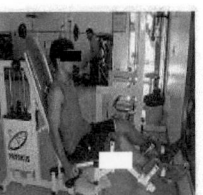

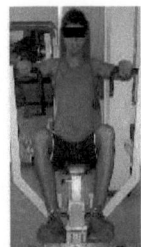

Figura 1 - Cadeira de extensão de joelhos

Figura 2 - Adução do quadril

Figura 3 - Abdução do quadril

Figura 4 - Supino sentado

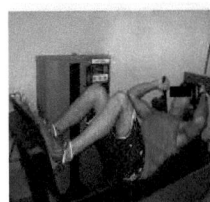

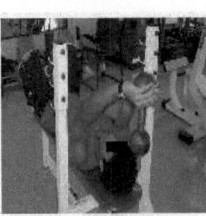

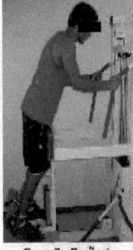

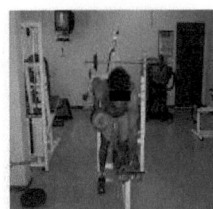

Figura 5 - Leg press

Figura 6 - "Pull-over"

Figura 7 - Flexão de joelhos em pé

8 - Puxada unilateral

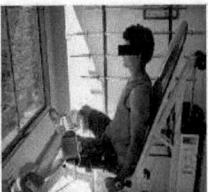

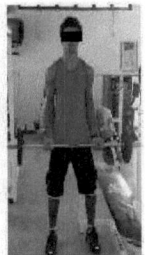

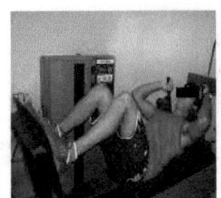

Figura 9 - Adução do quadril

Figura 10 - Rosca direta

Figura 11 - Leg press

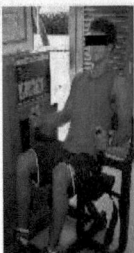

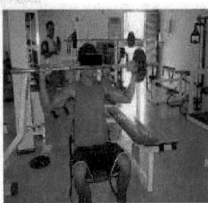

Figura 12 - Extensor de tronco

Figura 13 - Desenvolvimento

O circuito consistiu em 1 passagem com duração total de 20 minutos, sendo 13 estações com 40% de 1RM e 20 repetições, que foram realizadas em um tempo de 2 segundos para realização de cada movimento completo. As pausas foram dadas quando o voluntário efetuava a troca de exercício / aparelho durante o circuito.

4.2.3 - Exercício em esteira ergométrica

A sessão de exercício em esteira ergométrica consistiu de 20 minutos de corrida com uma intensidade de aproximadamente 70% da freqüência cardíaca de reserva. A intensidade foi ajustada nos primeiros 5 minutos do exercício e foi controlada continuamente durante o mesmo para que a FC alvo fosse mantida.

Durante a execução do exercício aeróbio, foi utilizada uma esteira ergométrica da marca Pro-Form (ex 585) (FIG. 14) com painel eletrônico e informações diversas como velocidade, tempo, distância, freqüência cardíaca atingida e estimativa de gasto calórico. A esteira trabalha com motor de 2,5HP, inclinação de 0 a 10%, que suporta até 150 kg, com velocidade variável de 0 a 16Km/h.

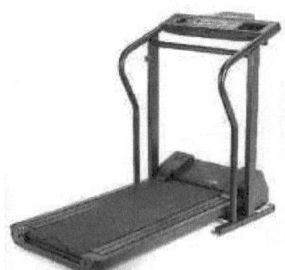

Esteira Pro-Form Ex -585

Fig. 14 – Esteira ergométrica utilizada no estudo.

4.2.4 – Teste do nível de estresse

Os avaliados relatavam se o nível de estresse estava classificado como "baixo", "médio" ou "alto" (ficha de coleta de dados anexo 3), esta analise foi realizada durante a última coleta, 7 horas pós-exercício resistido, aeróbio e sessão controle.

4.2.5 – Procedimentos do estudo

Além das sessões de exercício resistido e da corrida em esteira ergométrica, os participantes foram submetidos a uma sessão de controle sem exercícios para efeito de comparação.

As sessões foram realizadas em ordem randomizada (com exceção do teste de 1RM), mas, a título de exemplo, foram assim realizadas:

Sessão 1: às 10h - teste de carga máxima (funcionários adaptados ao exercício resistido).

Sessão 2: às 10h - realização dos exercícios resistidos em forma de circuito (vide item 4.2.2) com duração de 20 minutos. A sessão consistiu de uma passagem por 13 exercícios resistidos com 20 repetições a 40% da carga máxima e intervalo apenas para a troca entre as estações de exercícios.

Sessão 3: às 10h - realização do exercício aeróbio em esteira ergométrica com intensidade correspondente a 70% da freqüência cardíaca de reserva, durante 20 minutos.

Sessão 4: às 10h – os voluntários participaram de uma sessão de controle, isto é, sem realização de exercícios.

4.3 - Variáveis mensuradas

4.3.1 – Coletas e dosagens sangüíneas

Primeiramente, para viabilizar a participação dos voluntários no estudo, foi solicitado aos interessados que fossem submetidos a testes laboratoriais para mensuração de hemograma completo e perfil lipídico (triglicerídeos, colesterol total, HDL, LDL e VLDL). Tendo como referências os valores de normalidade (GUYTON et al, 1998). Qualquer alteração no hemograma completo, bem como no perfil lipídico, foi considerado como um critério de exclusão.

Durante as sessões experimentais propriamente ditas, foram realizadas coletas de sangue para dosagem de lactato sangüíneo e glicemia, utilizando-se de luvas cirúrgicas, lanceta descartável e capilares de vidro heparinizados e calibrados para 25 µl. Para isso, após assepsia local com álcool, foi feita punção do lóbulo da orelha por meio de lanceta descartável, sendo que a primeira gota de sangue foi desprezada para evitar contaminação com lactato eliminado no suor produzido pelas glândulas sudoríparas. A seguir, 25 µl de sangue capilarizado eram coletados e depositados em tubos Eppendorfs contendo solução de NaF1% para posterior dosagem de lactato de glicemia pelo método eletroenzimático (YSI 2700 S).

Sessões 2 e 3: das 10h às 11h - eram coletados 25 µl de sangue capilarizado do lóbulo da orelha para mensuração da glicemia e lactato sangüíneos após 20 minutos em repouso, ao final do exercício (resistido ou em esteira ergométrica) e a cada 15 minutos durante a primeira hora da recuperação pós-exercício, bem como após o almoço e às 4h e 7h após realização do mesmo. As coletas foram durante todo período pós-exercício foram realizadas na Presidência da República, local de trabalho dos participantes.

Sessão 4: das 10h às 11h – eram coletados 25 μl de sangue capilarizado do lóbulo da orelha seguindo os procedimentos descritos para os dias 2 e 3, porém durante uma sessão de controle sem execução de exercícios.

4.3.2 – Mensurações de pressão arterial e freqüência cardíaca

As variáveis pressão arterial sistólica (PAS), pressão arterial diastólica (PAD) e pressão arterial média (PAM) foram mensuradas utilizando-se de um medidor automático da PA *(Microlife BP 3AC1-1)*. A freqüência cardíaca foi mensurada utilizado-se um monitor de FC *(Polar Sport Tester)*. Essas variáveis foram determinadas na posição sentada em repouso, ao final da execução dos exercícios e durante a recuperação pós-exercício, como segue:

Sessão 1: às 10h - teste de 1RM.

Sessão 2 e 3: das 10h às 11h - mensuração da PA e FC a cada 5 minutos durante 20 minutos em repouso sentado, ao final dos exercícios (resistido ou em esteira ergométrica) e durante a recuperação pós-exercício, também na posição sentada. As mensurações pós-exercício foram realizadas ao final do exercício (resistido ou em esteira ergométrica), a cada 15 minutos durante a primeira hora da recuperação pós-exercício, imediatamente após almoço, bem como às 3h e 7h após a realização dos exercícios. As coletas às 4h e 7h de recuperação foram realizadas na Presidência da República, durante o dia normal de trabalho dos participantes, onde os voluntários ficaram em repouso por 10 minutos antes da realização das coletas.

Sessão 4: das 10h às 11h – constitui-se de uma sessão controle sem exercícios, com mensuração da PA e da FC a cada 5 minutos durante 20 minutos em repouso conforme descrito para sessão 2 e 3, bem como durante o período de 20 minutos correspondente ao período das sessões de exercícios. Foram realizadas coletas ao final dos 20 minutos de controle, durante 1h após o controle, após almoço e 4h e 7h após o controle, sendo que as coletas realizadas às 4h e 7h do dia controle foram realizadas no local de trabalho dos participantes.

Todas as mensurações realizadas durante 1h, após almoço, 4h e 7h pós-exercícios (ou controle) foram feitas durante repouso sentado.

4.3.3 – Determinação da freqüência cardíaca de reserva

A freqüência cardíaca de reserva foi calculada subtraindo-se a FC de repouso da FC máxima obtida ao final do teste de esforço realizado em esteira ergométrica. Deste valor obtido (FC de reserva) foi calculado o percentual de 70%, que foram somados à freqüência cardíaca de repouso como segue: FC reserva = FCmax – FC repouso. FCalvo = (FCreserva x 70%) + FCrepouso

4.3.4 – Mensuração da PA, FC, Lactato sangüíneo e Glicemia

Foi utilizado um equipamento eletrônico da marca *Microlife (BP 3AC1-) (Fig. 15)* para mensuração automática da PA. Durante as mensurações da PA foi utilizado um aparato para apoio de braço em altura padronizada (altura do coração). Já a mensuração da FC foi realizada utilizado-se um monitor de FC modelo (T71) da Polar Sport Tester (Fig. 16).

Os valores de glicemia e lactato sangüíneos foram obtidos pelo método eletroenzimático, utilizando um analisador de lactato e glicose modelo "YSI 2700 S" da Yellow Springs Intruments (Fig. 17).

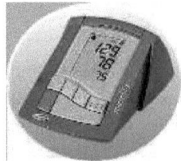 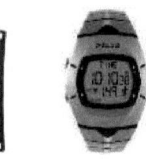 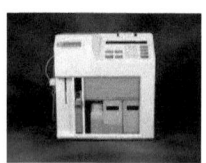

Fig. 15 – medidor automático da PA   **Fig. 16 – monitor de FC**   **Fig. 17 – analisador de lactato e glicose eletroenzimático**

4.4 – Análise estatística

Os dados estão representados por média e desvio padrão. Foi calculada a variação % de queda da PAS, PAD e PAM pós-exercício em relação ao repouso pré-exercício (variação %). Foi utilizada a Análise de Variância para medidas repetidas com teste de Tukey como *post-hoc* a fim de verificar a HPE em cada sessão. Para comparação ponto a ponto entre as sessões (Esteira vs Resistidos vs Controle) também foi aplicada a análise de variância complementada com teste de Tukey como *post-hoc* para os resultados de variação % em pontos correspondentes ao resistido, aeróbio e controle (RES, AER e CON). O nível de significância aceito foi $p < 0,05$. O programa utilizado foi o software SPSS v. 8.0.

5 – Resultados

Os valores individuais, bem com a média ± DP dos resultados obtidos estão apresentados em forma de tabela e gráficos. Os resultados do teste de 1RM estão apresentados na tabela 2. As intensidades (carga em kg) utilizadas durante as sessões de exercícios resistidos (ER) estão apresentados na tabela 3.

Tabela 2 – Resultados do teste de 1RM para todos participantes nos exercícios utilizados no estudo.

Vol.	Mesa Ext. (Kg)	Adução (Kg)	Abdução (Kg)	Supino (Kg)	"Leg press" (Kg)	Pull-over (Kg)	Mesa Flex. (Kg)	Puxada Horiz. (Kg)	Rosca Bíceps (Kg)	Ext. tronco (Kg)	Desenv. (Kg)
1	50	60	60	50	120	20	5	20	20	60	22
2	45	55	60	60	100	12	5	34	16	56	20
3	60	75	75	52	150	25	5	25	35	75	25
4	75	90	85	75	142	30	5	25	25	78	25
5	20	30	40	10	90	8	4	10	10	35	6
6	38	60	60	48	120	26	4	26	20	86	32
7	60	60	60	50	125	26	5	32	26	60	26
8	50	60	60	80	115	26	5	26	26	50	32
9	40	50	50	32	115	26	5	16	16	60	16
10	40	50	50	32	110	26	5	26	16	78	26
11	50	60	60	26	125	20	5	15	20	64	20
12	70	90	90	30	190	25	5	20	40	90	10
13	60	60	60	80	125	30	5	36	30	70	30
14	50	60	60	50	125	26	5	16	20	65	20
15	70	50	60	40	105	12	4	20	14	90	12
Média	51,9	60,7	62,0	47,7	123,8	22,5	4,8	23,1	22,3	67,8	21,5
± DP	14,5	15,2	12,8	20,3	23,7	6,8	0,4	7,4	8,2	15,4	7,8

Tabela 3 – Intensidades (kg) utilizadas durante as sessões de exercícios resistidos em forma de circuito.

Vol.	Mesa Ext. (Kg)	Adução (Kg)	Abdução (Kg)	Supino (Kg)	"Leg press" (Kg)	Pull-over (Kg)	Mesa Flex. (Kg)	Puxada Horiz. (Kg)	Rosca Bíceps (Kg)	Ext. tronco (Kg)	Desenv. (Kg)
1	20	24	24	20,0	48	8,0	2,0	8,0	8,0	24,0	8,8
2	18	22	24	24,0	40	4,8	2,0	13,6	6,4	22,4	8,0
3	24	30	30	20,8	60	10,0	2,0	10,0	14,0	30,0	10,0
4	30	36	34	30,0	57	12,0	2,0	10,0	10,0	31,2	10,0
5	8	12	16	4,0	36	3,2	1,6	4,0	4,0	14,0	2,4
6	15	24	24	19,2	48	10,4	1,6	10,4	8,0	34,4	12,8
7	24	24	24	20,0	50	10,4	2,0	12,8	10,4	24,0	10,4
8	20	24	24	32,0	46	10,4	2,0	10,4	10,4	20,0	12,8
9	16	20	20	12,8	46	10,4	2,0	6,4	6,4	24,0	6,4
10	16	20	20	12,8	44	10,4	2,0	10,4	6,4	31,2	10,4
11	20	24	24	10,4	50	8,0	2,0	6,0	8,0	25,6	8,0
12	28	36	36	12,0	76	10,0	2,0	8,0	16,0	36,0	4,0
13	24	24	24	32,0	50	12,0	2,0	14,4	12,0	28,0	12,0
14	20	24	24	20,0	50	10,4	2,0	6,4	8,0	26,0	8,0
15	28	20	24	16,0	42	4,8	1,6	8,0	5,6	36,0	4,8
Média	20,8	24,3	24,8	19,1	49,5	9,0	1,9	9,3	8,9	27,1	8,6
± DP	5,8	6,1	5,1	8,1	9,5	2,7	0,2	3,0	3,3	6,2	3,1

As intensidades de exercícios utilizadas durante a sessão de exercício aeróbio em esteira estão apresentadas na tabela 4.

Tabela 4 – Velocidade de corrida, FC, %FC max e %FC reserva correspondentes às sessões de exercícios em esteira.

Voluntário	FC repouso (bpm)*	FC max (bpm)*	FC reserva (bpm)	FC alvo (bpm)**	Velocidade (Km/h)	FC atingida (bpm)	% FC reserva (bpm)
1	57	159	102	174	7	138	74,3
2	68	180	112	157,6	7,3	145	68,7
3	81	194	113	171,4	7,5	140	52,2
4	75	178	103	157,4	9,3	150	72,8
5	70	174	104	153,2	6,6	129	56,7
6	91	166	75	151	7	140	65,3
7	85	172	87	154,6	7,4	150	79,7
8	75	170	95	151	8,3	142	70,5
9	64	179	115	156	7,6	149	73,9
10	63	177	114	154,2	7,4	153	78,9
11	58	176	118	152,4	8	148	76,3
12	66	183	117	159,6	7,5	155	76,1
13	66	178	112	155,6	8,8	140	66,1
14	80	179	99	159,2	7,5	152	72,7
15	73	180	107	158,6	7,4	154	75,7
Média	71,5	176,3	104,9	157,7	7,6	145,7	70,7
± DP	9,8	7,9	12,1	6,7	0,7	7,3	7,8

* mensurada durante a sessão de teste incremental

** 70% da FC reserva

O comportamento da PAM dos participantes, separados por níveis de estresse correspondentes às sessões de exercícios resistido, aeróbio e dia controle estão representados nas figuras 1 a 3.

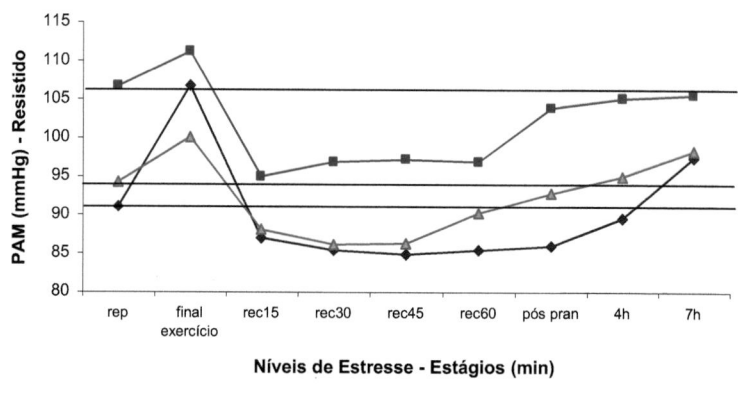

Figura 1 - O comportamento médio da PAM durante a sessão de exercício resistido em relação ao nível de estresse, em mmHg em relação ao repouso pré-exercício.

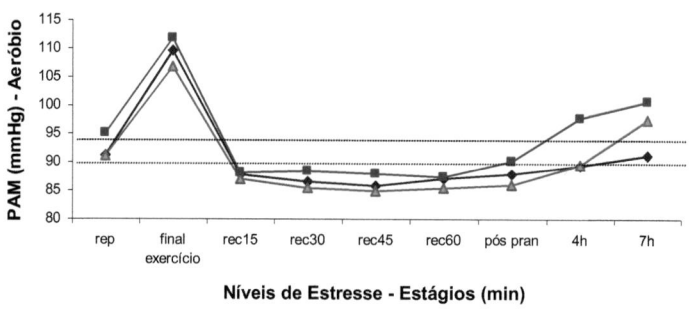

Figura 2 - O comportamento médio da PAM durante a sessão de exercício aeróbio em relação ao nível de estresse, em mmHg em relação ao repouso pré-exercício.

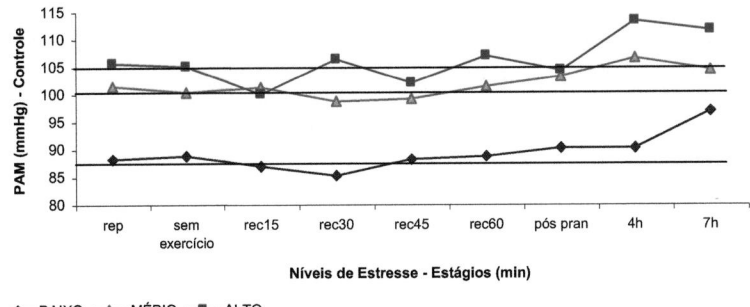

Níveis de Estresse - Estágios (min)

◆— BAIXO —▲— MÉDIO —■— ALTO

Figura 3 - O comportamento médio da PAM durante a sessão do dia controle em relação ao nível de estresse, em mmHg em relação ao repouso pré-exercício.

5.1 – Comportamento da PAS durante as sessões de exercícios resistidos, aeróbio em esteira e controle.

Os resultados da PAS obtidos no estudo, durante o exercício e recuperação pós-exercício durante as sessões de exercícios resistidos, aeróbio e controle estão representados nas tabelas 6, 7 e 8 respectivamente.

Tabela 6 - Resultados da PAS na condição de repouso, durante o exercício e recuperação pós-exercício resistido realizado em forma de circuito.

Vol.	PAS Rep (mmHg)	PAS FINAL (mmHg)	PAS REC15' (mmHg)	PAS REC30' (mmHg)	PAS REC45' (mmHg)	PAS REC60' (mmHg)	PÓS PRANDIAL (mmHg)	PAS REC 4h (mmHg)	PAS REC 7h (mmHg)
1	109,0	130	105	98	96	108	-	112	117
2	135,3	140	122	125	122	121	-	127	139
3	126,7	140	118	118	118	115	-	124	128
4	125,7	130	122	117	111	122	-	121	118
5	104,7	130	92	93	95	90	87	89	100
6	135,7	140	127	122	116	120	123	126	138
7	132,0	130	116	110	115	112	126	128	130
8	139,3	150	128	120	118	119	138	139	137
9	134,7	140	125	123	116	125	133	128	134
10	121,7	140	116	124	119	121	126	125	121
11	125,3	130	101	103	105	114	115	119	118
12	153,3	160	150	145	133	141	148	147	147
13	128,7	140	125	129	122	124	133	134	150
14	126,0	130	127	125	119	126	128	130	127
15	104,7	125	109	104	108	109	109	116	122
Média	126,8	137,0	118,9*	117,1*	114,2*	117,8*	124,2	124,3	128,4†
± DP	13,2	9,2	13,7	13,4	10,0	11,2	16,2	13,1	13,0

*p<0,05 em relação ao repouso pré-exercício; † p<0,05 em relação à rec30 e rec60.

Tabela 7 - Resultados da PAS na condição de repouso, durante o exercício e recuperação pós-exercício aeróbio realizado em esteira.

Vol.	PAS Rep (mmHg)	PAS FINAL (mmHg)	PAS REC15' (mmHg)	PAS REC30' (mmHg)	PAS REC45' (mmHg)	PAS REC60' (mmHg)	PÓS PRANDIAL (mmHg)	PAS REC 4h (mmHg)	PAS REC 7h (mmHg)
1	107,3	140	108	103	99	97	-	107	106
2	135,0	160	127	130	135	130	-	140	150
3	133,3	160	129	114	122	119	-	123	112
4	124,3	160	115	108	115	120	-	113	119
5	111,0	140	89	90	89	93	95	86	107
6	122,3	160	111	112	118	118	116	138	141
7	124,7	160	109	108	111	111	114	129	137
8	133,7	160	108	111	116	125	126	114	130
9	127,7	160	119	111	121	118	125	124	119
10	128,0	160	115	117	113	116	121	115	115
11	117,7	150	108	109	115	110	110	113	122
12	151,0	170	129	141	136	131	140	132	139
13	139,7	150	133	132	135	130	128	129	141
14	123,0	150	115	124	118	111	114	135	128
15	101,7	130	106	104	101	102	107	106	106
Média	125,4	154,0	114,7*	114,3*	116,3*	115,4*	117,8*	120,3†	124,8$^\#$
± DP	12,7	10,6	11,4	12,9	13,3	11,6	12,1	14,5	14,4

*p<0,05 em relação ao repouso pré-exercício; †p<0,05 em relação à rec30, rec45 e rec60; $^\#$p<0,05 em relação à rec15, rec30, rec45 e rec60.

Tabela 8 - Resultados da PAS na condição de repouso durante o dia controle sem execução de exercício.

Vol.	PAS Rep (mmHg)	PAS FINAL (mmHg)	PAS REC15' (mmHg)	PAS REC30' (mmHg)	PAS REC45' (mmHg)	PAS REC60' (mmHg)	PÓS PRANDIAL (mmHg)	PAS REC 4h (mmHg)	PAS REC 7h (mmHg)
1	122,0	117	118	118	119	114	-	116	117
2	128,7	127	124	126	130	126	-	151	149
3	134,3	129	116	124	126	128	-	134	130
4	120,3	117	122	127	129	127	-	118	136
5	107,3	112	103	104	121	109	108	121	122
6	128,3	122	122	116	120	128	132	138	142
7	134,3	128	128	125	123	126	129	137	160
8	134,3	125	133	129	137	134	159	158	149
9	130,7	132	139	134	130	134	129	130	140
10	121,0	130	118	123	122	126	123	125	119
11	131,0	135	135	126	126	129	141	144	140
12	147,0	144	145	140	142	142	142	146	156
13	131,0	132	131	126	121	126	134	135	146
14	126,0	121	116	123	122	127	139	144	135
15	100,0	101	91	97	94	97	106	104	120
Média	126,4	124,8	122,7	122,5*	124,1	124,9	131,1	133,4	137,4†
± DP	11,4	10,4	13,8	10,7	10,6	10,9	15,2	14,6	13,6

*p<0,05 em relação à rec30; † p<0,05 em relação ao rep, rec15, rec30, rec45 e rec60.

O comportamento médio da PAS durante os diferentes tratamentos estão representados nas figuras 4 a 6. A variação da PAS, em mmHg em relação ao repouso pré-exercício, está apresentada na figura 7.

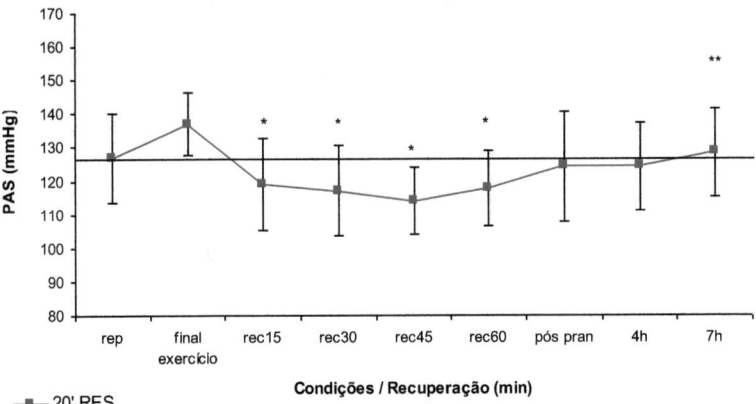

Figura 4 - Comportamento médio da PAS nas condições de repouso, final do exercício e período de recuperação pós-exercício resistidos (40% 1RM) realizado por indivíduos hipertensos "bordeline" realizados em forma circuito.

* p<0,05 em relação ao repouso pré-exercício
** p<0,05 em relação à rec30 e rec60

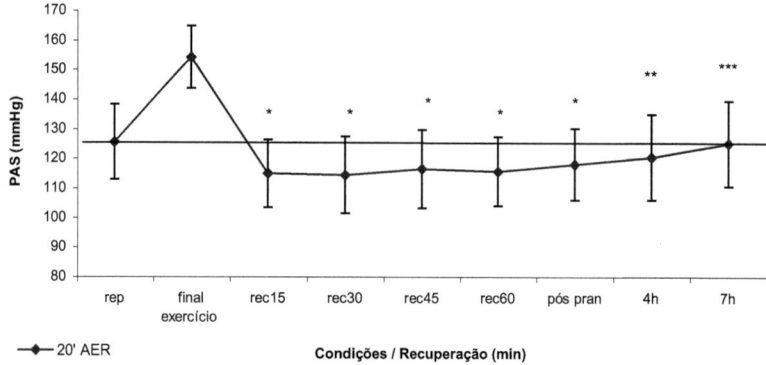

Figura 5 - Comportamento médio da PAS em repouso, final do exercício e período de recuperação após 20' de exercícios em esteira realizados por indivíduos hipertensos "bordeline".

* p<0,05 em relação ao repouso pré-exercício
** p<0,05 em relação à rec30, rec45 e rec60
*** p<0,05 em relação à rec15, rec30, rec45 e rec60

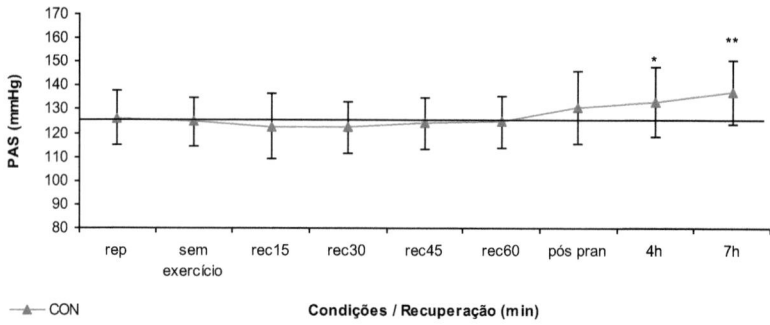

Figura 6 - Comportamento médio da PAS e período de recuperação realizado por indivíduos hipertensos "bordeline" em dia controle sem execução de exercício.

* p<0,05 em relação à rec30
** p<0,05 em relação ao rep, rec15, rec30, rec45 e rec60

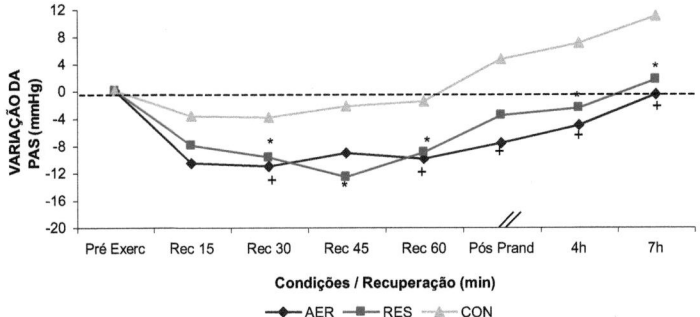

Figura 7 – Variação da PAS (mmHg) durante o período de 7h de recuperação pós-exercício aeróbio, resistido e controle em relação ao repouso pré-exercício.

* p<0,05 entre CON e RES
+ p<0,05 entre CON e AER

5.2 – Comportamento da PAD durante as sessões de exercícios resistidos, aeróbio em esteira e controle.

Os resultados da PAD obtidos no estudo, durante o exercício e recuperação pós-exercício durante as sessões de exercícios resistidos, aeróbio e controle estão representados nas tabelas 9, 10 e 11 respectivamente.

Tabela 9 - Resultados da PAD na condição de repouso, durante o exercício e recuperação pós-exercício realizado em forma de circuito.

Vol.	PAD Rep (mmHg)	PAD FINAL (mmHg)	PAD REC15' (mmHg)	PAD REC30' (mmHg)	PAD REC45' (mmHg)	PAD REC60' (mmHg)	PÓS PRANDIAL (mmHg)	PAD REC4h (mmHg)	PAD REC7h (mmHg)
1	73,7	80	71	71	72	71	-	78	81
2	85,3	80	71	77	77	80	-	90	93
3	70,7	80	64	63	77	69	-	69	76
4	75,3	85	69	67	65	72	-	70	70
5	66,3	90	60	57	64	62	58	60	67
6	81,3	100	82	79	76	78	72	88	89
7	75,7	90	76	66	70	76	64	68	74
8	98,3	80	68	71	85	82	95	87	91
9	86,3	90	78	78	79	84	88	83	89
10	83,3	95	80	82	85	81	86	89	84
11	82	80	69	69	68	71	77	85	83
12	90,7	100	82	88	82	82	80	91	96
13	77,3	85	77	76	75	77	85	80	88
14	88,7	85	83	85	84	84	91	96	98
15	62,3	75	65	65	64	68	70	69	77
Média	79,8	86,3	73,0	72,9*	74,9	75,8	78,7	80,2†	83,7#
± DP	9,6	7,7	7,3	8,7	7,5	6,7	11,7	10,7	9,4

*p<0,05 em relação ao repouso; †p<0,05 em relação à rec15, rec30; #p<0,05 em relação à rec15, rec30, rec45 e rec60.

Tabela 10 - Resultados da PAD na condição de repouso, durante o exercício e recuperação pós-exercício aeróbio realizado em esteira.

Vol.	PAD Rep (mmHg)	PAD FINAL (mmHg)	PAD REC15' (mmHg)	PAD REC30' (mmHg)	PAD REC45' (mmHg)	PAD REC60' (mmHg)	PÓS PRANDIAL (mmHg)	PAD REC4h (mmHg)	PAD REC7h (mmHg)
1	75	90	71	71	75	72	-	73	78
2	92	100	94	80	90	90	-	90	102
3	72	90	75	71	67	68	-	69	67
4	73	85	77	74	76	67	-	70	74
5	65	80	62	60	59	62	56	57	73
6	72	90	78	74	79	78	76	88	93
7	72	90	66	70	69	71	69	71	73
8	93	100	77	79	72	89	86	91	90
9	88	100	85	84	82	84	85	85	76
10	76	90	79	80	74	75	76	77	68
11	76	90	68	78	75	71	74	69	89
12	84	110	88	86	83	84	83	87	82
13	86	90	84	83	75	83	80	79	83
14	89	90	86	79	80	80	87	90	96
15	67	85	65	64	64	62	71	68	62
Média	78,7	92,0	77,0	75,5	74,7	75,7	76,6	77,6	80,4
± DP	9,0	7,5	9,3	7,4	7,9	9,1	9,2	10,5	11,6

Tabela 11 - Resultados da PAD na condição de repouso durante o dia controle sem execução de exercício.

Vol.	PAD Rep (mmHg)	PAD FINAL (mmHg)	PAD REC15' (mmHg)	PAD REC30' (mmHg)	PAD REC45' (mmHg)	PAD REC60' (mmHg)	PÓS PRANDIAL (mmHg)	PAD REC4h (mmHg)	PAD REC7h (mmHg)
1	81	77	80	82	76	82	-	74	80
2	83	81	78	78	84	86	-	96	107
3	77	73	69	75	71	74	-	71	66
4	75	78	76	80	81	79	-	80	89
5	72	74	65	66	71	69	63	64	73
6	72	76	75	72	75	78	86	82	88
7	73	85	76	63	73	72	73	79	79
8	80	74	79	82	76	81	95	101	104
9	91	89	90	91	91	98	93	91	87
10	79	74	84	84	85	86	79	68	76
11	85	81	80	85	78	85	81	87	80
12	93	91	94	92	83	92	82	84	91
13	84	83	83	74	75	82	82	80	86
14	95	97	92	98	92	97	87	98	100
15	60	60	62	60	66	57	65	71	79
Média	80,0	79,5	78,9	78,8	78,5	81,2	80,6	81,7	85,7
± DP	9,3	8,9	9,2	10,8	7,4	10,7	10,2	11,2	11,5

O comportamento médio da PAD durante os diferentes tratamentos está representado nas figuras 8 (RES), 9 (AER) e 10 (CON) . A variação da PAD, em mmHg em relação ao repouso pré-exercício, está apresentada na figura 11.

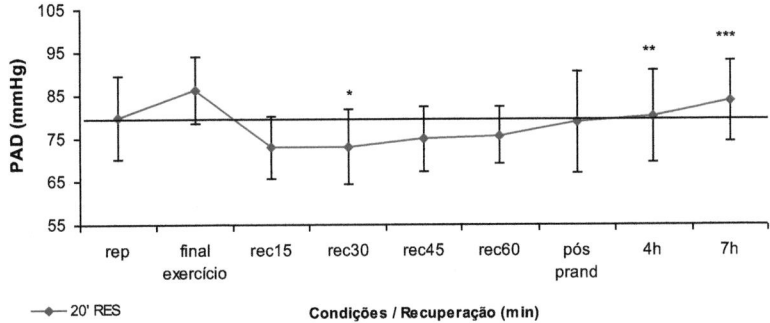

Figura 8 - Comportamento médio da PAD nas condições de repouso, final dos exercícios resistidos (40% 1RM) e período de recuperação pós-exercício em indivíduos hipertensos "bordeline".

* p<0,05 em relação ao repouso
** p<0,05 em relação à rec15, rec30
*** p<0,05 em relação à rec15, rec30, rec45 e rec60

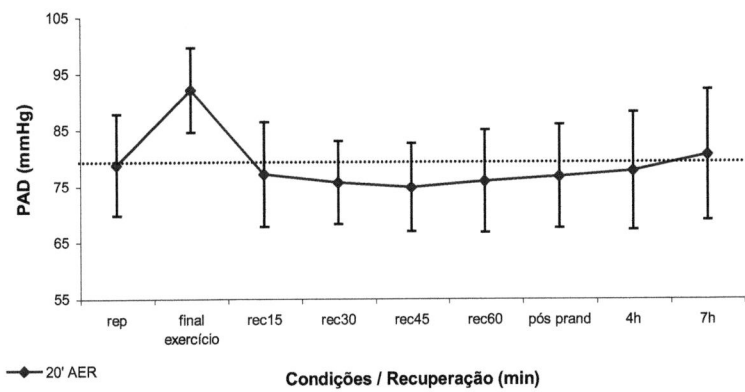

Figura 9 - Comportamento médio da PAD em repouso, final do exercício e período de recuperação pós-exercício realizado por indivíduos hipertensos "bordeline" em esteira ergométrica.

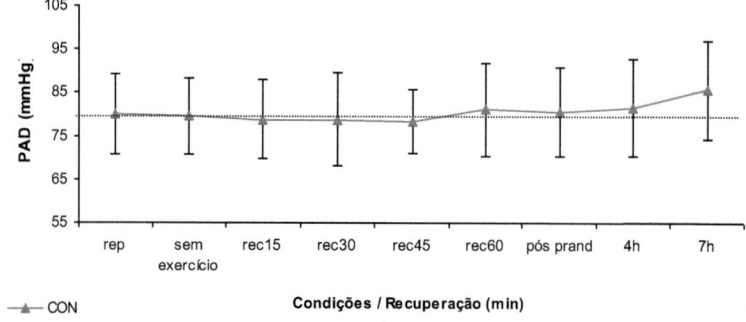

Figura 10 - Comportamento médio da PAD de indivíduos hipertensos "bordeline" em dia controle sem execução de exercício.

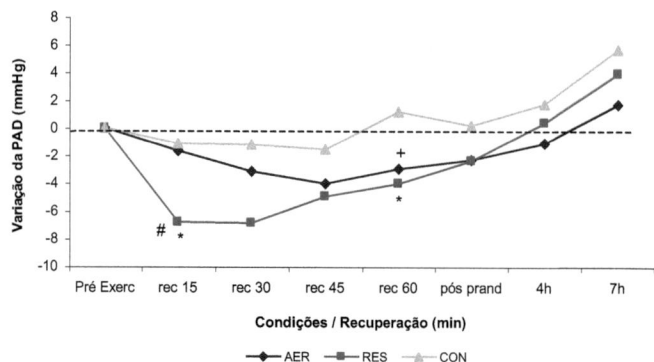

Figura 11 - Variação da PAD (mmHg) durante o período de 7h de recuperação pós-exercício aeróbio, resistido e controle em relação ao repouso pré-exercício.

* p<0,05 entre RES e CON.
+ p<0,05 entre AER e CON.
# p<0,05 entre RES e AER

5.3 – Comportamento da PAM durante as sessões de exercícios resistidos, aeróbio em esteira e controle.

Os resultados da PAM durante o exercício e recuperação pós-exercício nas sessões de exercícios resistidos, aeróbio e controle estão representados nas tabelas 12, 13 e 14 respectivamente.

Tabela 12 - Resultados da PAM na condição de repouso, durante o exercício e recuperação pós-exercício resistido realizado em forma de circuito.

Vol.	PAM Rep (mmHg)	PAM FINAL (mmHg)	PAM REC15' (mmHg)	PAM REC30' (mmHg)	PAM REC45' (mmHg)	PAM REC60' (mmHg)	PÓS PRANDIAL (mmHg)	PAM REC 4h (mmHg)	PAM REC 7h (mmHg)
1	85,4	96,7	82,3	80,0	80,0	83,3	-	89,3	93,0
2	102,0	100,0	88,0	93,0	92,0	93,7	-	102,3	108,3
3	89,3	100,0	82,0	81,3	90,7	84,3	-	87,3	93,3
4	92,1	100,0	86,6	83,7	80,3	88,7	-	87,0	86,0
5	79,1	103,3	70,7	69,0	74,3	71,3	67,7	69,7	78,0
6	99,4	113,3	97,0	93,3	89,3	92,0	89,0	100,7	105,3
7	94,4	103,3	89,3	80,7	85,0	88,0	84,6	88,0	92,6
8	112,0	103,3	88,0	87,3	96,0	94,3	109,3	104,3	106,3
9	102,4	106,7	93,7	93,0	91,3	97,7	103,0	98,0	104,0
10	96,3	110,0	92,0	96,0	96,3	94,3	99,3	101,0	97,0
11	96,4	96,7	79,7	80,3	80,3	85,3	89,7	96,3	94,7
12	111,5	120,0	104,6	107,0	99,0	101,6	102,6	109,6	113,0
13	94,4	103,3	93,0	93,6	90,7	92,7	101,0	98,0	108,6
14	101,1	101,7	97,7	98,3	95,7	98,0	103,3	107,3	107,7
15	76,4	91,7	79,7	78,0	78,7	81,7	83,0	84,7	92,0
Média	95,5	103,3##	88,3*	87,6*	88,0*	89,8*	93,9	94,9†	98,7†
± DP	10,2	7,0	8,6	9,8	7,7	7,8	12,3	10,5	9,9

*p<0,05 em relação ao repouso; † p<0,05 em relação à rec15, rec30, rec45 e rec60; ## p<0,05 em relação ao final do exercício para rec15, rec30, rec45, rec60 e 4h.

Tabela 13 - Resultados da PAM na condição de repouso, durante o exercício e recuperação pós-exercício aeróbio em esteira.

Vol.	PAM Rep (mmHg)	PAM FINAL (mmHg)	PAM REC15' (mmHg)	PAM REC30' (mmHg)	PAM REC45' (mmHg)	PAM REC60' (mmHg)	PÓS PRANDIAL (mmHg)	PAM REC 4h (mmHg)	PAM REC 7h (mmHg)
1	86,0	106,7	83,3	81,7	83,0	80,3	-	84,3	87,3
2	106,1	80,0	105,0	96,7	105,0	103,3	-	106,7	118,0
3	92,2	113,3	93,0	85,3	85,3	85,0	-	87,0	82,0
4	90,1	110,0	89,7	85,3	89,0	84,6	-	84,3	89,0
5	80,5	100,0	71,0	70,0	69,0	72,3	69,0	66,7	84,3
6	89,0	113,3	89,0	86,7	92,0	91,3	89,3	104,7	109,0
7	89,5	113,3	80,3	82,7	83,0	84,3	84,0	90,3	94,3
8	106,5	120,0	87,3	89,7	86,7	101,0	99,3	98,7	103,3
9	101,2	120,0	96,3	93,0	95,0	95,3	98,3	98,0	90,3
10	93,1	113,3	91,0	92,3	87,0	88,7	91,0	89,7	83,7
11	90,1	110,0	81,3	88,3	88,3	84,0	86,0	83,7	100,0
12	108,3	130,0	101,7	104,3	100,6	99,7	102,0	102,0	101,0
13	103,9	110,0	100,3	99,3	95,0	98,7	96,0	95,7	102,3
14	100,3	110,0	95,7	94,0	92,7	90,3	96,0	105,0	106,7
15	78,8	100,0	78,7	77,3	76,3	75,3	83,0	80,7	76,7
Média	94,4	110,0#†	89,6#	88,4#	88,5#	88,9#	90,4	91,8#	95,2
± DP	9,5	11,2	9,5	8,8	9,0	9,4	9,6	11,1	11,7

# p<0,05 em relação ao repouso; † p<0,05 em relação à final exercício para rec15, rec30, rec45, rec60 e 4h.

Tabela 14 - Resultados da PAM na condição de repouso durante o dia controle sem execução de exercício.

Vol.	PAM Rep (mmHg)	PAM FINAL (mmHg)	PAM REC15' (mmHg)	PAM REC30' (mmHg)	PAM REC45' (mmHg)	PAM REC60' (mmHg)	PÓS PRANDIAL (mmHg)	PAM REC 4h (mmHg)	PAM REC 7h (mmHg)
1,0	94,9	90,3	92,7	94,0	90,3	92,7	-	88,0	92,3
2,0	95,1	96,3	93,3	94,0	99,3	99,3	-	114,3	121,0
3,0	95,9	91,6	84,7	91,3	89,3	92,0	-	92,0	87,3
4,0	89,9	91,0	91,3	95,7	97,0	95,0	-	92,7	104,7
5,0	83,8	86,7	77,7	78,7	87,7	82,3	78,0	83,0	89,3
6,0	91,0	91,3	90,7	86,7	90,0	94,7	101,3	100,6	106,0
7,0	93,2	99,3	93,3	83,6	89,7	90,0	91,6	98,3	106,0
8,0	97,9	91,0	97,0	97,7	96,3	98,6	116,3	120,0	119,0
9,0	104,2	103,3	106,3	105,3	104,0	110,0	105,0	104,0	104,6
10,0	93,0	92,6	95,3	97,0	97,3	99,3	93,7	87,0	90,3
11,0	100,5	99,0	98,3	98,7	94,0	99,7	101,0	106,0	80,0
12,0	111,0	108,6	111,0	108,0	111,6	108,7	102,0	104,6	112,6
13,0	99,7	99,3	99,0	91,3	90,3	96,7	99,3	98,3	106,0
14,0	105,5	105,0	100,0	106,3	102,0	107,0	104,3	113,3	111,7
15,0	73,1	73,7	71,7	72,3	75,3	70,3	78,7	82,0	92,7
Média	95,2	94,6	93,5	93,4	94,3	95,7	97,4	98,9	101,6
± DP	9,1	8,5	10,0	10,0	8,5	10,1	11,4	11,6	12,2

Os resultados da PAM obtidos no estudo, durante o exercício e recuperação pós-exercício nos diferentes tratamentos (sessões de exercícios resistidos, aeróbio e controle) estão representados na figura 12. A variação da PAM, em mmHg em relação ao repouso pré-exercício nas sessões estudadas estão apresentadas na figura 13.

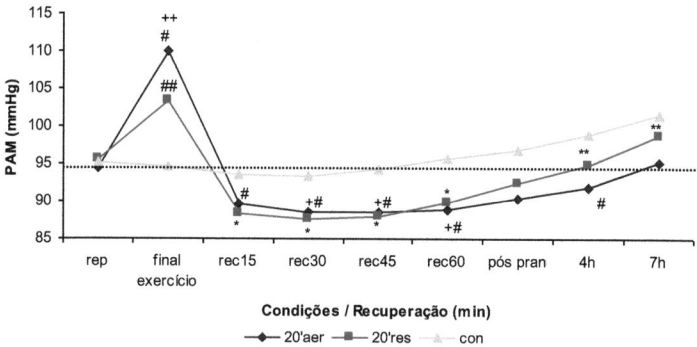

Figura 12 - O comportamento médio da PAM durante os diferentes tratamentos (sessões de exercícios resistidos, aeróbio e controle). A variação da PAM, em mmHg em relação ao repouso pré-exercício

* p<0,05 em relação ao repouso para resistido
\+ p<0,05 em relação ao repouso para aeróbio
** p<0,05 em relação à rec15, rec30, rec45 e rec60
\# p<0,05 em relação ao repouso para aeróbio
\#\# p<0,05 em relação ao final exercício resistido para rec15, rec30, rec45, rec60 e 4h
++ p<0,05 em relação ao final exercício aeróbio para rec15, rec30, rec45, rec60 e 4h

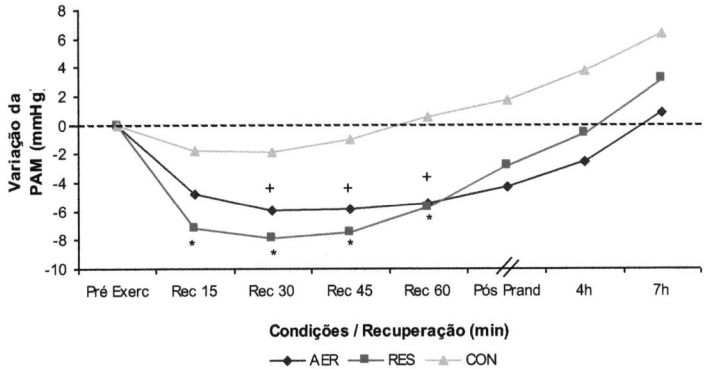

Figura 13 - Variação da PAM (mmHg) durante o período de 7h de recuperação pós-exercício aeróbio, resistido e controle em relação ao repouso pré-exercício.

*p<0,05 em relação ao repouso para RES;
+ p<0,05 em relação ao repouso para AER.

5.4 – Comportamento do lactato durante as sessões de exercícios resistidos, aeróbio em esteira e controle.

Os resultados do comportamento do lactato obtidos no estudo, durante o exercício e recuperação pós-exercício durante as sessões de exercícios resistidos, aeróbio e controle estão representados nas tabelas 15, 16 e 17 respectivamente.

Tabela 15 - Resultados do lactato sanguíneo em repouso, ao final do exercício e durante recuperação pós-exercício resistido em forma de circuito.

Vol.	Lac REP (mM)	Lac FINAL (mM)	Lac REC15' (mM)	Lac REC30' (mM)	Lac REC45' (mM)	Lac REC60' (mM)	PÓS-PRANDIAL (mM)	Lac REC 4h (mM)	Lac REC 7h (mM)
1	2,0	8,8	7,3	4,3	2,9	2,9	-	2,9	2,2
2	1,6	9,3	5,7	3,8	2,1	2,0	-	1,9	1,1
3	1,3	9,1	4,4	2,0	1,5	1,8	-	1,1	0,8
4	1,0	10,3	7,1	3,8	2,8	1,9	-	0,9	0,8
5	2,1	4,3	2,6	2,0	1,9	1,4	1,7	1,3	1,8
6	1,4	9,8	4,8	4,8	4,9	2,2	1,3	1,2	1,9
7	1,6	10,7	6,7	3,2	2,4	2,0	1,5	1,8	1,1
8	1,3	9,2	5,7	4,5	2,7	2,1	1,6	1,2	1,2
9	1,1	6,4	4,4	2,3	1,7	1,5	2,1	1,1	1,0
10	1,6	6,2	5,5	2,6	2,3	1,9	1,4	1,8	1,8
11	1,4	13,2	8,9	5,3	3,9	2,3	2,6	2,2	2,2
12	2,4	11,4	6,4	4,6	3,5	2,9	4,4	2,3	2,0
13	1,7	9,3	8,2	5,7	4,3	3,1	1,6	1,9	2,1
14	1,0	5,5	3,0	2,1	1,7	1,5	2,6	2,6	0,9
15	1,5	7,8	4,2	2,2	1,7	1,3	2,2	1,7	1,3
Média	$1,5^+$	$8,8^{\dagger *}$	$5,7^{\#*+}$	$3,5^*$	2,7	$2,1^+$	2,1	1,7	$1,5^+$
± DP	0,4	2,4	1,8	1,3	1,0	0,6	0,9	0,6	0,5

*p<0,05 em relação ao repouso; $^{\#}$ p<0,05 em relação à rec15 para repouso, final do exercício, rec30, rec45, rec60, pós-prandial, rec4h e rec7h.; $^+$p<0,05 em relação à rec30; † p<0,05 em relação ao final do exercício para repouso, rec15, rec30, rec45, rec60, pós-prandial, rec4h e rec7h.

Tabela 16 - Resultados do lactato sanguíneo em repouso, ao final do exercício e durante recuperação pós-exercício aeróbio em esteira.

Vol.	Lac REP (mM)	Lac FINAL (mM)	Lac REC15' (mM)	Lac REC30' (mM)	Lac REC45' (mM)	Lac REC60' (mM)	PÓS-PRANDIAL (mM)	Lac REC 4h (mM)	Lac REC 7h (mM)
1	1,3	2,1	1,6	1,5	1,6	1,0	-	1,9	1,6
2	1,7	3,8	1,5	1,2	1,1	1,2	-	1,4	1,1
3	0,7	1,8	1,0	0,7	1,3	1,2	-	1,1	1,1
4	1,4	4,9	1,8	1,0	1,0	0,9	-	1,2	1,5
5	1,2	5,7	2,7	1,9	1,5	1,3	1,1	0,9	1,5
6	1,6	9,5	4,0	3,3	2,5	2,2	1,7	1,9	1,4
7	1,4	10,4	4,8	2,8	1,5	1,6	1,5	1,2	1,2
8	1,4	2,4	1,2	1,2	1,1	0,8	2,7	2,7	1,6
9	2,8	4,3	2,8	1,7	1,6	1,6	2,1	1,2	1,3
10	2,0	5,3	3,0	2,3	2,2	1,8	1,9	1,2	1,1
11	1,4	4,6	2,8	1,7	1,7	1,8	2,6	2,7	1,3
12	2,8	6,6	3,7	2,9	3,5	3,0	3,7	2,2	2,0
13	1,4	3,1	1,8	1,5	1,6	1,1	1,8	1,3	1,0
14	1,0	7,0	4,1	2,8	1,9	1,0	1,6	1,6	0,9
15	1,9	2,9	1,8	1,7	2,0	1,3	2,3	1,2	2,3
Média	$1,6^\dagger$	$5,0^*$	$2,6^{\dagger+}$	$1,9^{\dagger\#}$	$1,7^\dagger$	$1,4^{\dagger\#}$	3,6	$1,6^\dagger$	$1,4^\dagger$
± DP	0,6	2,6	1,2	0,8	0,6	0,6	4,9	0,6	0,4

† p<0,05 em relação ao final do exercício; *p<0,05 em relação ao repouso; $^{\#}$ p<0,05 em relação à rec15; $^+$p<0,05 em relação à rec30.

Tabela 17 - Resultados do lactato sanguíneo em repouso no dia controle sem execução de exercícios.

Vol.	Lac REP (mM)	Lac FINAL (mM)	Lac REC15' (mM)	Lac REC30' (mM)	Lac REC45' (mM)	Lac REC60' (mM)	PÓS-PRANDIAL (mM)	Lac REC 4h (mM)	Lac REC 7h (mM)
1	1,7	1,3	1,2	1,2	1,3	1,6	-	1,4	1,4
2	1,0	1,1	1,0	0,9	1,1	1,0	-	1,5	1,5
3	0,8	0,7	0,7	0,8	0,7	0,8	-	0,8	0,9
4	1,1	0,9	0,8	0,7	0,7	0,6	-	1,2	1,5
5	1,3	1,3	1,3	1,4	1,4	1,8	1,0	1,1	0,7
6	1,3	1,3	1,1	1,1	1,2	1,1	1,5	1,1	1,2
7	1,0	1,0	0,8	0,8	0,8	0,7	0,9	0,9	0,7
8	1,2	0,9	0,8	0,8	0,7	0,9	1,4	1,1	1,1
9	1,5	1,3	1,5	1,4	1,4	1,0	1,2	1,6	1,1
10	2,0	1,7	1,8	1,6	1,5	1,4	1,9	1,5	1,2
11	1,6	1,5	1,1	1,2	1,1	1,1	1,8	2,6	1,9
12	1,9	1,8	1,9	2,5	1,9	2,2	2,8	2,4	1,7
13	2,1	2,7	2,0	2,5	3,1	2,8	1,5	2,4	1,9
14	1,2	1,2	1,0	2,0	1,3	1,2	2,2	1,0	1,4
15	1,3	1,1	1,1	1,2	1,2	1,1	1,7	1,7	2,0
Média	1,4	1,3	1,2	1,3	1,3	1,3	1,6	1,5	1,4
± DP	0,4	0,5	0,4	0,6	0,6	0,6	0,5	0,6	0,4

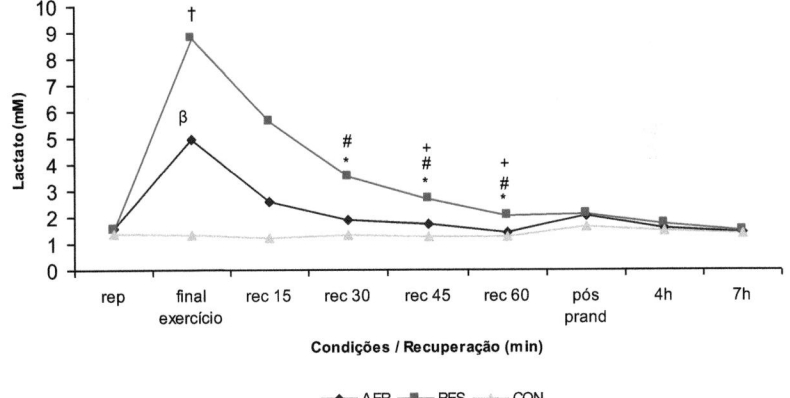

Figura 11 - Comportamento médio do lactato sangüíneo em repouso, final do exercício e período de recuperação pós-exercício realizado por indivíduos hipertensos "bordeline" durante os diferentes tratamentos (sessões de exercícios resistidos, aeróbio e controle).

* p<0,05 em relação ao repouso para o resistido
\# p<0,05 em relação à rec 15 para o resistido
+ p<0,05 em relação à rec 30 para o resistido
† p<0,05 em relação à RES para AER e CON
β p<0,05 em relação à AER para CON

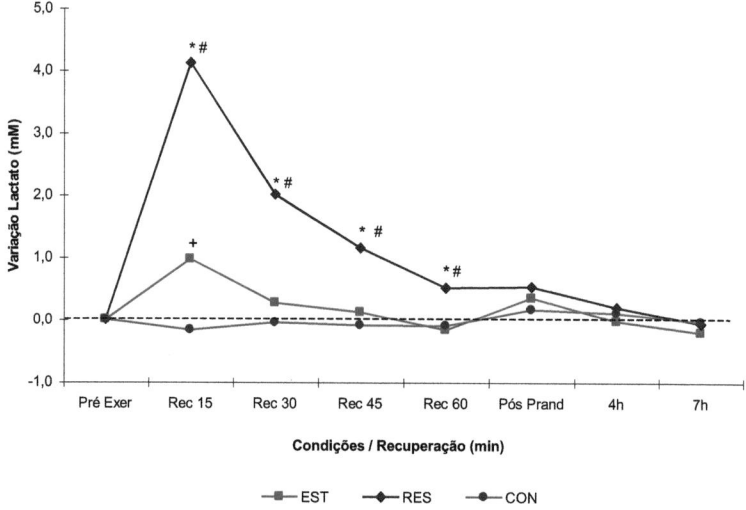

Figura 12 - Variação do lactato sangüíneo durante o período de 7h de recuperação pós-exercício aeróbio, resistido e controle em relação ao repouso pré-exercício.
* p<0,05 entre RES e AER
+ p<0,05 entre AER e CON
# p<0,05 entre RES e CON

5.5 – Comportamento da glicemia durante as sessões de exercícios resistidos, aeróbio em esteira e controle.

Os resultados do comportamento da glicemia obtidos no estudo, durante o exercício e recuperação pós-exercício durante as sessões de exercícios resistidos, aeróbio e controle estão representados nas tabelas 18, 19 e 20 respectivamente.

Tabela 18 - Resultados da glicemia em repouso, ao final do exercício e durante recuperação pós-exercício resistido em forma de circuito.

Vol.	Glic REP (mg.dL⁻¹)	Glic FINAL (mg.dL⁻¹)	Glic REC15' (mg.dL⁻¹)	Glic REC30' (mg.dL⁻¹)	Glic REC45' (mg.dL⁻¹)	Glic REC 60' (mg.dL⁻¹)	PÓS-PRANDIAL (mg.dL⁻¹)	Glic REC 4h (mg.dL⁻¹)	Glic REC 7h (mg.dL⁻¹)
1	86,0	106,7	83,3	81,7	83,0	80,3	-	84,3	87,3
2	106,1	80,0	105,0	96,7	105,0	103,3	-	106,7	118,0
3	92,2	113,3	93,0	85,3	85,3	85,0	-	87,0	82,0
4	90,1	110,0	89,7	85,3	89,0	84,6	-	84,3	89,0
5	80,5	100,0	71,0	70,0	69,0	72,3	69,0	66,7	84,3
6	89,0	113,3	89,0	86,7	92,0	91,3	89,3	104,7	109,0
7	89,5	113,3	80,3	82,7	83,0	84,3	84,0	90,3	94,3
8	106,5	120,0	87,3	89,7	86,7	101,0	99,3	98,7	103,3
9	101,2	120,0	96,3	93,0	95,0	95,3	98,3	98,0	90,3
10	93,1	113,3	91,0	92,3	87,0	88,7	91,0	89,7	83,7
11	90,1	110,0	81,3	88,3	88,3	84,0	86,0	83,7	100,0
12	108,3	130,0	101,7	104,3	100,6	99,7	102,0	102,0	101,0
13	103,9	110,0	100,3	99,3	95,0	98,7	96,0	95,7	102,3
14	100,3	110,0	95,7	94,0	92,7	90,3	96,0	105,0	106,7
15	78,8	100,0	78,7	77,3	76,3	75,3	83,0	80,7	76,7
Média	94,4⁺	110,0*	89,6	88,4	88,5	88,9	90,4	91,8	95,2
± DP	9,5	11,2	9,5	8,8	9,0	9,4	9,6	11,1	11,7

*p<0,05 em relação ao final do exercício para o repouso, rec15, rec30, rec45, rec60, pós-prandial, 4h e 7h ;
⁺p<0,05 em relação ao repouso para o final do exercício e rec60;

Tabela 19 - os resultados da glicemia em repouso, ao final do exercício e durante recuperação pós-exercício aeróbio em esteira.

Vol.	Glic REP (mg.dL⁻¹)	Glic FINAL (mg.dL⁻¹)	Glic REC15' (mg.dL⁻¹)	Glic REC30' (mg.dL⁻¹)	Glic REC45' (mg.dL⁻¹)	Glic REC 60' (mg.dL⁻¹)	PÓS-PRANDIAL (mg.dL⁻¹)	Glic REC 4h (mg.dL⁻¹)	Glic REC 7h (mg.dL⁻¹)
1	77,9	78,3	78,9	81,0	88,3	75,5	-	100,6	78,6
2	97,3	82,5	65,2	77,0	71,9	79,1	-	81,9	75,8
3	72,4	79,5	63,9	53,2	112,5	69,7	-	96,0	70,9
4	75,9	75,9	83,1	76,5	95,5	90,1	-	96,1	118,5
5	85,8	59,0	77,5	75,6	78,7	82,4	107,3	118,4	99,3
6	105,2	99,0	83,3	95,9	92,2	103,6	120,5	104,5	84,9
7	118,9	111,4	107,7	104,7	80,5	98,1	150,1	97,1	108,9
8	85,5	82,7	80,3	89,8	88,9	59,3	147,9	156,8	87,3
9	76,8	59,5	74,6	59,5	69,6	78,7	95,7	100,1	87,2
10	113,6	67,4	82,5	92,9	89,1	75,2	122,8	95,4	59,2
11	62,7	66,9	71,8	64,6	79,7	83,7	73,5	82,7	63,3
12	119,7	84,3	73,8	72,8	105,6	83,0	108,3	82,0	85,3
13	84,1	69,3	80,5	82,3	88,7	85,9	112,6	74,1	87,5
14	74,5	78,4	86,6	86,6	80,5	54,8	108,0	132,3	86,6
15	89,6	69,9	82,3	84,4	86,3	79,9	117,7	83,5	112,3
Média	89,3	77,6*	79,5*	79,8*	87,2*	79,9*	114,9	100,1	87,0*
± DP	17,8	13,9	10,2	13,8	11,5	12,7	21,6	21,7	17,0

*p<0,05 em relação ao pós-prandial.

Tabela 20 - Resultados da glicemia em repouso no dia controle sem execução de exercícios.

Vol.	Glic REP (mg.dL⁻¹)	Glic FINAL (mg.dL⁻¹)	Glic REC15' (mg.dL⁻¹)	Glic REC30' (mg.dL⁻¹)	Glic REC45' (mg.dL⁻¹)	Glic REC 60' (mg.dL⁻¹)	PÓS-PRANDIAL (mg.dL⁻¹)	Glic REC 4h (mg.dL⁻¹)	Glic REC 7h (mg.dL⁻¹)
1	89,9	93,2	91,7	89,3	96,3	107,3	-	89,3	89,6
2	87,4	89,9	83,5	81,0	84,4	82,5	-	82,5	84,1
3	80,7	84,1	80,4	81,0	74,0	83,8	-	89,0	89,0
4	90,3	89,7	87,6	88,8	89,1	87,0	-	91,9	101,6
5	106,1	101,8	96,9	101,5	92,9	98,1	89,8	90,7	64,0
6	101,8	115,6	96,2	79,9	65,8	78,1	97,8	76,9	84,6
7	98,4	97,8	88,2	85,8	83,0	76,6	91,6	94,1	74,4
8	99,0	101,8	102,4	103,9	84,2	98,4	96,9	99,6	89,5
9	111,0	104,2	123,1	112,7	115,5	84,7	82,2	105,1	92,5
10	116,8	102,9	96,0	82,8	72,1	75,9	107,7	86,6	78,1
11	73,8	87,6	77,1	80,4	76,1	72,2	90,9	84,0	73,5
12	79,1	71,5	72,8	69,5	52,2	61,0	98,1	112,2	79,4
13	122,6	169,2	141,3	146,2	163,1	135,3	130,4	134,7	133,5
14	78,4	86,9	70,2	92,9	82,9	78,7	122,9	80,2	66,0
15	79,9	86,6	87,5	87,2	89,0	87,5	96,2	107,1	85,6
Média	94,3	98,8	93,0	92,2	88,0	87,1	100,4	94,9	85,7
± DP	15,1	22,2	18,7	18,5	25,3	17,5	14,5	15,0	16,6

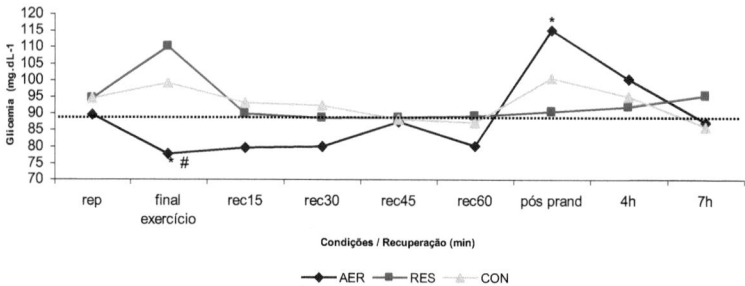

Condições / Recuperação (min)

AER — RES — CON

Figura 13 - Comportamento médio da glicemia em repouso, final do exercício e período de recuperação pós-exercício realizado por indivíduos hipertensos "bordeline" durante os diferentes tratamentos (sessões de exercícios resistidos, aeróbio e controle).

* p<0,05 em relação ao AER para RES;
# p<0,05 em relação ao AER para CON;

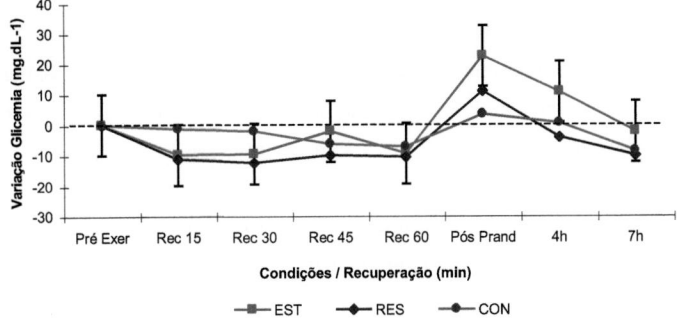

Figura 14 - Variação da glicemia durante o período de 7h de recuperação pós-exercício aeróbio, resistido e controle em relação ao repouso pré-exercício.

5.6 – Comportamento da freqüência cardíaca durante as sessões de exercícios resistidos, aeróbio em esteira e controle.

Os resultados do comportamento da freqüência cardíaca obtidos no estudo, durante o exercício e recuperação pós-exercício durante as sessões de exercícios resistidos, aeróbio e controle estão representados nas tabelas 21, 22 e 23 respectivamente.

Tabela 21 - Resultados da freqüência cardíaca em repouso, ao final do exercício e durante recuperação pós-exercício resistido em forma de circuito.

Vol.	FC REP (bpm)	FC FINAL (bpm)	FC REC15' (bpm)	FC REC30' (bpm)	FC REC45' (bpm)	FC REC60' (bpm)	PÓS-PRANDIAL (bpm)	FC REC 4h (bpm)	FC REC 7h (bpm)
1	60	103	76	73	71	72	-	74	70
2	80	120	99	91	90	88	-	80	84
3	68	125	87	75	72	69	-	66	58
4	62	96	85	86	87	88	-	89	90
5	53	98	68	66	65	62	64	63	63
6	62	109	80	76	69	69	75	70	67
7	69	90	76	66	70	76	64	68	74
8	69	110	87	79	76	72	69	65	68
9	77	125	84	82	78	80	92	87	78
10	76	108	89	86	83	84	95	94	89
11	64	133	81	73	70	69	79	74	67
12	96	126	106	101	92	89	99	83	82
13	66	110	82	73	72	66	69	72	62
14	80	110	83	86	83	80	95	85	74
15	76	124	89	82	80	80	89	91	81
Média	$70,6^{+}$	$112,5^{*}$	$84,8^{\#}$	$79,7^{\dagger}$	77,2	76,3	80,9	77,4	73,8
± DP	10,5	12,6	9,2	9,5	8,3	8,6	13,4	10,3	9,9

* $p < 0,05$ em relação ao final do exercício para repouso, rec15, rec30, rec45, rec60, pós-prandial, 4h e 7h; $^{+}$ $p < 0,05$ em relação ao repouso para rec15, rec30 e rec45; $^{\#}$ $p < 0,05$ em relação à rec15 para rec45, rec60 e 7h; † $p < 0,05$ em relação à rec30 para rec45 e rec60.

Tabela 22 - Resultados da freqüência cardíaca em repouso, ao final do exercício e durante recuperação pós-exercício aeróbio em esteira.

Vol.	FC REP (bpm)	FC FINAL (bpm)	FC REC15' (bpm)	FC REC30' (bpm)	FC REC45' (bpm)	FC REC60' (bpm)	PÓS-PRANDIAL (bpm)	FC REC 4h (bpm)	FC REC 7h (bpm)
1	57	138	80	72	72	69	-	62	68
2	79	145	99	98	89	97	-	86	77
3	61	140	85	71	70	64	-	70	62
4	69	150	91	84	82	76	-	81	75
5	54	129	79	77	72	71	69	71	64
6	69	140	89	82	82	79	85	77	67
7	69	150	88	81	79	81	92	74	70
8	69	142	82	75	75	75	85	88	75
9	84	149	90	94	96	91	100	92	88
10	81	153	91	87	84	80	94	73	72
11	57	148	77	76	67	63	75	70	60
12	92	155	104	106	102	97	111	95	94
13	64	140	78	74	68	70	68	67	58
14	84	152	115	108	110	111	109	103	90
15	83	154	83	84	77	77	72	71	80
Média	$71,5^{+}$	$145,7^{*}$	$88,7^{\#}$	84,6	81,7	80,1	$87,3^{\dagger}$	78,7	73,3
± DP	11,8	7,3	10,6	11,9	12,8	13,5	15,4	11,7	11,0

*p<0,05 em relação ao final do exercício para repouso, rec15, rec30, rec45, rec60, pós-prandial, 4h e 7h; $^{+}$p<0,05 em relação ao repouso para rec15, rec30; $^{\#}$p<0,05 em relação à rec15 para rec60 e 7h; † p<0,05 em relação pós-prandial para rec15, rec30, rec45 e 4h.

Tabela 23 - Resultados da freqüência cardíaca em repouso no dia controle sem execução de exercícios.

Vol.	FC REP (bpm)	FC FINAL (bpm)	FC REC15' (bpm)	FC REC30' (bpm)	FC REC45' (bpm)	FC REC60' (bpm)	PÓS-PRANDIAL (bpm)	FC REC 4h (bpm)	FC REC 7h (bpm)
1	62	62	62	63	69	62	-	70	67
2	68	66	65	64	60	65	-	70	76
3	64	66	69	75	57	60	-	57	65
4	57	64	58	61	51	53	-	77	76
5	68	71	66	59	64	68	68	76	58
6	74	79	72	74	67	70	75	61	61
7	64	60	70	66	65	65	81	68	67
8	73	68	68	71	69	70	77	72	67
9	78	83	83	78	73	77	105	95	80
10	65	66	66	67	68	63	76	75	73
11	60	59	59	58	58	60	64	63	65
12	87	86	87	86	88	86	95	91	87
13	63	62	65	67	64	63	68	68	67
14	83	83	89	84	86	82	76	78	86
15	67	68	64	66	66	64	75	78	76
Média	68,8	69,5	69,5	69,3	67,0	67,2	78,2	73,3	71,4
± DP	8,6	8,9	9,5	8,6	9,8	8,8	12,0	10,2	8,6

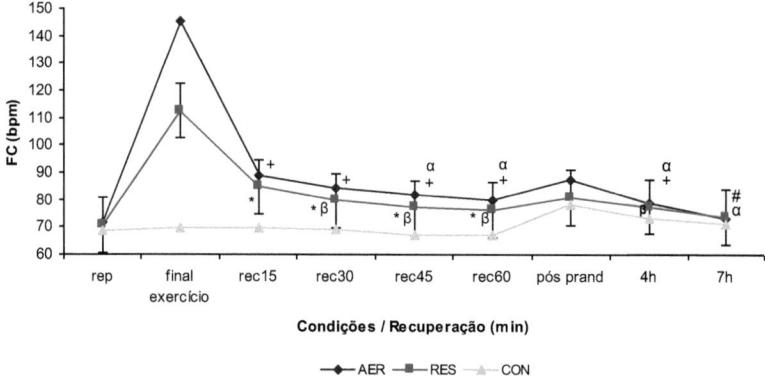

Figura 15 - Comportamento médio da freqüência cardíaca em repouso, final do exercício e período de recuperação pós-exercício realizado por indivíduos hipertensos "bordeline" durante os diferentes tratamentos (sessões de exercícios resistidos, aeróbio e controle).

* p<0,05 em relação ao repouso para resistido
β p<0,05 em relação à rec15 para resistido
+ p<0,05 em relação ao repouso para aeróbio
α p<0,05 em relação à rec15 para aeróbio
# p<0,05 em relação à rec45 para aeróbio

5.7 – Comportamento do duplo produto durante as sessões de exercícios resistidos, aeróbio em esteira e controle.

Os resultados do DP obtidos no estudo, durante o exercício e recuperação pós-exercício nos diferentes tratamentos (sessões de exercícios resistidos, aeróbio e controle) estão representados nas tabelas 24, 25 e 26 respectivamente.

Tabela 24 – Resultado do DP na condição de repouso, ao final dos exercícios e durante recuperação pós-exercício resistido (40% 1RM) em forma de circuito.

Vol.	DP REP	DP FINAL	DP REC15'	DP REC30'	DP REC45'	DP REC60'	PÓS-PRANDIAL	DP REC4h	DP REC7h
1	6576	13390	7980	7154	6816	7776	-	8288	8190
2	10782	16800	12078	11375	10980	10648	-	10160	11676
3	8571	17500	10266	8850	8496	7935	-	8184	7424
4	7833	12480	10370	10062	9657	10736	-	10769	10620
5	5582	12740	6256	6138	6175	5580	5568	5607	6300
6	8457	15260	10160	9272	8004	8280	9225	8820	9246
7	9064	11700	8816	7260	8050	8512	8064	8704	9620
8	9660	16500	11136	9480	8968	8568	9522	9035	9316
9	10324	17500	10500	10086	9048	10000	12236	11136	10452
10	9206	15120	10324	10664	9877	10164	11970	11750	10769
11	8063	17290	8181	7519	7350	7866	9085	8806	7906
12	14771	20160	15900	14645	12236	12549	14652	12201	12054
13	8535	15400	10250	9417	8784	8184	9177	9648	9300
14	10080	14300	10541	10750	9877	10080	12160	11050	9398
15	7990	15500	9701	8528	8640	8720	9701	10556	9882
Média	9033	15443*	10164$^+$	9413	8864	9040$^\#$	7424	9648	9477
± DP	2094	2281	2136	2081	1556	1672	5081	1700	1562

*p<0,05 em relação ao final do exercício para repouso, rec15, rec30, rec45, rec60, pós-prandial, 4h e 7h; $^+$p<0,05 em relação à rec15 para rec45; $^\#$p<0,05 em relação à rec60 para o pós-prandial;

Tabela 25 – Resultado do DP na condição de repouso, ao final dos exercícios e durante recuperação pós-exercício aeróbio realizado em esteira.

Vol.	DP REP	DP FINAL	DP REC15'	DP REC30'	DP REC45'	DP REC60'	PÓS-PRANDIAL	DP REC4h	DP REC7h
1	6118	19320	8640	7416	7128	6693	-	6634	7208
2	10620	23200	12573	12740	12015	12610	-	12040	11550
3	8089	22400	10965	8094	8540	7616	-	8610	6944
4	8620	24000	10465	9072	9430	9120	-	9153	8925
5	5957	18060	7031	6930	6408	6603	6555	6106	6848
6	8441	22400	9879	9184	9676	9322	9860	10626	9447
7	8644	24000	9592	8748	8769	8991	10488	9546	9590
8	9223	22720	8856	8325	8700	9375	10710	10032	9750
9	10767	23840	10710	10434	11616	10738	12500	11408	10472
10	10325	24480	10465	10179	9492	9280	11374	8395	8280
11	6746	22200	8316	8284	7705	6930	8250	7910	7320
12	13892	26350	13416	14946	13872	12707	15540	12540	13066
13	8939	21000	10374	9768	9180	9100	8704	8643	8178
14	10291	22800	13225	13392	12980	12321	12426	13905	11520
15	8472	20020	8798	8736	7777	7854	7704	7526	8480
Média	9010	22453*	10220	9750	9553	9284	7607	9538	9172
± DP	2026	2138	1821	2283	2165	2045	5220	2225	1863

*p<0,05 em relação ao final do exercício para repouso, rec15, rec30, rec45, rec60, pós-prandial, 4h e 7h;

Tabela 26 – Resultado do DP na condição de repouso na condição de repouso durante o dia controle sem execução de exercício.

Vol.	DP REP	DP FINAL	DP REC15'	DP REC30'	DP REC45'	DP REC60'	PÓS-PRANDIAL	DP REC4h	DP REC7h
1	7523	7254	7316	7434	8211	7068	-	8120	7839
2	8706	8382	8060	8064	7800	8190	-	10570	11324
3	8597	8514	8004	9300	7182	7680	-	7638	8450
4	6819	7488	7076	7747	6579	6731	-	9086	10336
5	7334	7952	6798	6136	7744	7412	7344	9196	7076
6	9454	9638	8784	8584	8040	8960	9900	8418	8662
7	8553	7680	8960	8250	7995	8190	10449	9316	10720
8	9851	8500	9044	9159	9453	9380	12243	11376	9983
9	10236	10956	11537	10452	9490	10318	13545	12350	11200
10	7905	8580	7788	8241	8296	7938	9348	9375	8687
11	7860	7965	7965	7308	7308	7740	9024	9072	9100
12	12838	12384	12615	12040	12496	12212	13490	13286	13572
13	8297	8184	8515	8442	7744	7938	9112	9180	9782
14	10416	10043	10324	10332	10492	10414	10564	11232	11610
15	6667	6868	5824	6402	6204	6208	7950	8112	9120
Média	8737	8693	8574*	8526$^+$	8336$^\#$	8425†	7531	9755	9831
± DP	1620	1485	1787	1563	1598	1589	5016	1652	1680

*p<0,05 em relação à rec15 para o pós-prandial; $^+$p<0,05 em relação à rec30 para o pós-prandial, 4h e 7h; $^\#$p<0,05 em relação à rec45 para 4h; † p<0,05 em relação à rec60 para o pós-prandial e 4h.

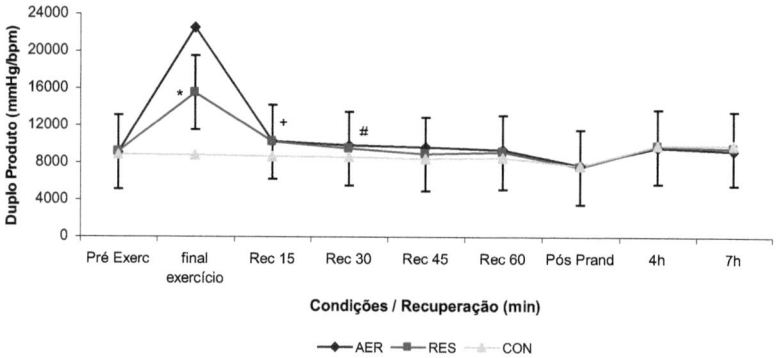

Figura 16 - Comportamento médio do duplo produto em repouso, final do exercício e período de recuperação pós-exercício realizado por indivíduos hipertensos "bordeline" durante os diferentes tratamentos (sessões de exercícios resistidos, aeróbio e controle).

* p<0,05 entre RES em relação ao AER e CON
$^+$ p<0,05 entre RES E AER em relação ao CON (para melhor visualização vide resultados nas tabelas 24 a 26)
$\#$ p<0,05 entre AER em relação ao CON (para melhor visualização vide resultados nas tabelas 24 a 26)

6 – Discussão

O presente estudo comparou os efeitos hipotensores do exercício realizado em esteira ergométrica com aqueles observados após a realização de exercícios resistidos. Os principais resultados no presente estudo evidenciaram a ocorrência de hipotensão pós-exercício (HPE) no período de recuperação da sessão de exercício resistido (40%1RM), bem como após realização de exercício aeróbio. A HPE foi observada para a PAS em relação ao controle (fig. 4 e tab. 6, fig. 6 e tab. 9) bem como para a PAD, sendo que o delta de variação da PAS, PAD e PAM pós-exercício, em relação ao repouso pré exercício, evidenciou efeito hipotensor que perdurou durante as 7h de recuperação pós-exercício, durante o dia de trabalho dos participantes (fig. 7, 11 e 13).

As reduções nos níveis pressóricos nas modalidades estudadas, após uma única sessão de exercício, confirmam os resultados obtidos por outros autores que também evidenciaram hipotensão pós-exercício (HALLIWILL et al 2001; KAUFMAN et al, 1987; WILCOX et al, 1982; COATS et al, 1989; FORJAZ et al, 1998). No entanto, a contribuição principal do presente estudo foi demonstrar que o fenômeno da HPE pode resultar em um efeito protetor do sistema cardiovascular por manter diminuídos os valores de pressão arterial durante o dia de atividades de trabalhadores, como os funcionários da Presidência da República que participaram do estudo. Os resultados evidenciaram ainda que, para os indivíduos hipertensos "borderline" que participaram do estudo, os benefícios do exercício em reduzir os níveis pressóricos podem ser obtidos também após realização de exercícios resistidos (musculação) em forma de circuito. Estas evidências tem um papel prático importante uma vez que exercícios de musculação podem ser adaptados nos mais variados locais de trabalho, de forma a oferecer este tipo de benefícios aos praticantes.

Apesar de ter resultado em HPE semelhante para a PAS, a HPE de PAD foi observada apenas após realização de exercício resistido (fig. 11) quando comparados os deltas de variação da pressão arterial pós-exercício com a sessão CON. Já para a PAM (fig. 12 e 13) foi observada HPE semelhante após os diferentes tratamentos (sessão de exercícios resistido, aeróbio e controle) em relação ao repouso pré-exercício.

Os resultados observados neste estudo estão de acordo com pesquisas que verificaram o benefício do exercício agudo no controle da PA tanto em indivíduos normotensos como em hipertensos (MOTA et al, 2006; MOTA et al, 2005; FOCHT et al, 1999; SIMÃO et al 2004; SIMÕES et al, 2004; HALLIWILL et al, 2001; MacDONALD et al 1999; MacDONALD et al 2001). No entanto, poucos autores têm documentado os efeitos hipotensores do exercício resistido em hipertensos como fora relatado no presente estudo. Apesar de termos evidenciado um efeito que perdurou por até 7h pós-exercício, de maneira contrária ao presente estudo, Fisher (1999) não observou HPE de PAD após exercício resistido realizado a 50% 1RM em normotensos e hipertensos.

Os efeitos dos exercícios aeróbios tem sido melhor documentados e aceitos. Hagberg et al (1987) evidenciaram HPE em hipertensos "bordeline" após 45 minutos de corrida a 70% $VO_2máx$. No presente estudo apenas 20 minutos de exercício, realizado em intensidade semelhante, foi suficiente para induzir HPE duradoura nos participantes. Em comparação com os valores obtidos na sessão controle, a sessão de exercício aeróbio em esteira resultou em uma diminuição mais duradoura da pressão arterial sistólica em comparação à sessão de exercícios resistidos. Assim, a HPE aeróbio confirma as evidências de outros autores em estudos com hipertensos e normotensos em cicloergômetro (MacDONALD et al, 1999) e em esteira ergométrica (KAUFMAN et al, 1987), e com normotensos em cicloergômetro (FORJAZ et al, 1998; FISHER, 2001). No entanto, apesar de ter resultado em HPE de PAS, a sessão de exercício aeróbio em esteira não resultou em HPE de PAD (tab. 7 e fig. 5) como fora observado após realização de exercícios resistidos. Tais resultados sugerem que a sessão de exercícios resistidos possa ter oferecido um maior estresse metabólico, o que se confirma pelo maior pico de lactato sanguíneo pós-exercício resistido em relação ao aeróbio (tab. 15 e 16 e fig. 11 e 12), enquanto que o exercício aeróbio apresentou um maior estresse cardiovascular o que pode ser confirmado pelos maiores valores de FC, PAS e duplo produto em relação ao exercício resistido (tab. 24 e 25 e fig. 16). Tais resultados podem sugerir ainda que os mecanismos pelos quais a HPE possa ter sido desencadeada sejam diferentes.

Vários são os possíveis mecanismos causais da HPE, a maioria deles relacionados à vasodilatação persistente após realização de exercícios, sendo que tanto a duração quanto a intensidade do exercício podem influenciar a resposta hipotensora pós-exercício. Bennett et al (1984), observaram HPE em hipertensos após apenas 10 minutos de exercício aeróbio; no entanto, a magnitude dessa queda se ampliava à medida em que novas séries de 10 minutos de exercícios eram executadas. Forjaz et al (1998) observaram maior magnitude da HPE em exercícios de maior duração (entre 25 e 45 minutos). MacDonald et al (2000) observaram, em normotensos e em hipertensos, que após a realização exercícios aeróbios (70% do VO_2max) com duração de 10, 15, 30 e 45 minutos, a magnitude da HPE era similar. O presente estudo utilizou a mesma intensidade relativa (70% FC reserva – correspondente a 70% do VO2máx) e o resultado observado foi uma HPE (fig. 5) com magnitude semelhante a diversos outros estudos já citados em nossa resisão de literatura e na presente discussão. No presente estudo tomamos o cuidado de manter a mesma duração de exercício tanto na sessão de exercícios resistidos quanto na sessão de corrida em esteira.

A magnitude e a duração da HPE podem ser influenciadas por diversos fatores como o tipo de população estudada, duração e intensidade do exercício. Como a PA é denominada pelo produto entre o DC e a RVP, a queda de um desses fatores ou de ambos pode explicar a HPE. Hagberg et al (1987) observaram em idosos hipertensos que HPE está associada à queda do DC, fato que foi atribuído à redução do volume sistólico, visto que, neste estudo, a FC se elevou durante a recuperação pós-exercício, tendo uma relação com a contratilidade miocárdica. Porém, em jovens hipertensos, Hara et al (1994) observaram que HPE está relacionada à redução da RVP que parece estar associada à vasodilatação periférica mantida pós-exercício.

Os resultados de HPE de PAM, após a sessão de exercício aeróbio a 70% da FCreserva (tab. 13 e fig. 12), foram semelhantes aos resultados dos estudos de MacDonald et al (2000) e Hogben et al (1999) com hipertensos bordeline executando exercícios a 70% do VO$_2$max. Com normotensos, Forjaz et al (1998) observaram HPE durante os 90 minutos de recuperação nas seguintes intensidades: 30%, 50% e 80% do VO$_2$máx. Contudo, um dos resultados mais importantes do presente estudo foi que a HPE semelhante fora evidenciada também após exercícios resistidos realizados a 40% de 1RM (tab.12 e fig.12) quando comparado o repouso pré-exercício.

Poucos autores têm documentado os efeitos do exercício resistido em hipertensos. O presente estudo comparou o comportamento médio da PAS (fig. 4) e da PAD (fig. 8) nas condições de repouso, final do exercício e período de recuperação pós-exercícios resistidos (40% 1RM), realizado por indivíduos hipertensos "bordeline" em forma de circuito. Dessa forma, a HPE após uma única sessão de exercício resistido confirmou as evidências de outros autores que realizaram estudos em normotensos (SIMÕES et al, 2004 e 2005; MOTA et al, 2005; SIMÃO et al, 2004; FOCTH et al, 1999; MacDONALD et al, 1999; BROWN et al, 1994).

MacDonald et al (2002) sugerem que um dos mecanismos responsáveis pela HPE é a alteração na sensibilidade dos receptores vasculares, ocasionada pela liberação de óxido nítrico durante o exercício. Contudo, Reyes et al (2004) observaram que, em mulheres hipertensas mais velhas, as respostas hemodinâmicas na HPE poderiam estar relacionadas à uma menor RVP. Fisher (1999) também observou o efeito do exercício resistido em normotensas e hipertensas, verificando que a magnitude da queda foi similar durante a recuperação pós-exercício, em ambos os sujeitos. Forjaz et al (2000) observaram que a HPE pode estar relacionada à diminuição da RVP pós-exercício. Tal redução de RVP pode estar relacionada a diversos fatores neurais como uma redução da atividade simpática (modificação do barorreflexo), alterações humorais (opióides), hormonais (epinefrina) e locais (óxido nítrico, adenosina, potássio, redução da responsividade alfa-adrenérgica, etc.) que podem ser responsáveis por essa vasodilatação. Tais fatores causais talvez possam ser influenciados pelo tipo, duração e intensidade do exercício. Contudo estes aspectos tem sido pouco estudados, especialmente com relação à exercícios resistidos.

Werneck et al (2004) compararam os efeitos em diferentes intensidades de exercícios resistidos (50% e 100% de 8RM) e com o exercício aeróbio (30 minutos de corrida entre 60 a 65% e 85 a 90%). Observaram que ocorreu HPE após 30 minutos de exercício independente do tipo e intensidade de esforço. Indo de encontro a esses resultados, Brown et al (1994) compararam 25 minutos em cicloergômetro de braço com exercício resistido (40 e 70% de 1RM) do qual produziram HPE com valores similares, pela qual os resultados do presente confirmam os resultados acima citados, comparamos o efeito de 20 minutos de diferentes modalidades de exercício, em diferentes intensidades. Comparando-se o exercício resistido (40% de 1RM) com o exercício aeróbio (70% do Vo_2máx), observamos que as variações da PAS, PAD e PAM (mmHg), durante o período de 7h de recuperação pós-exercício aeróbio e resistido foram significativamente diferentes em relação á sessão controle, independente do tipo de exercício realizado.

Os níveis de estresse correspondentes às sessões de exercícios resistido, aeróbio e dia, além do controle durante os diferentes tratamentos, estão representados (tab. 5 e fig. 1 a 3). Não ocorreu diferença significativa nos níveis de estresse analisados. Entretanto, apesar de os níveis de estresse não terem sido significativamente diferentes nas sessões de exercícios (resistido, aeróbio e controle), a PAM para o exercício resistido e aeróbio foi menor quando comparado ao dia controle, podendo estar relacionado ao sistema límbico ser utilizado comumente para descrever as emoções humanas especificas de neurônios ao redor do tronco cerebral. Em estudo de O'Connor et al (2003) verificaram uma redução no estado de ansiedade durante 90 e 120 minutos após a realização de 30 minutos de exercícios e não apresentou redução na PAS e PAD. Os mecanismos para que ocorra a HPE não estão bem definidos na literatura, podendo estarem relacionados ao estresse térmico ocorrido com um menor retorno venoso pós-exercício. Segundo MacDonald et al (2002), além de estar relacionado às alterações autonômicas ou aos mecanismos indutores da diminuição da RVP após o exercício, segundo Rondon et al (2002).

Os resultados do comportamento do lactato obtidos no estudo, após o exercício e a recuperação pós-exercício durante as sessões de exercícios resistidos, aeróbio e controle foi significativamente diferente em até 60 minutos da recuperação, havendo uma remoção, o que pode ser explicado por estar relacionada à vasodilatação, tanto na musculatura ativa como na inativa que, durante o exercício, pode estar relacionado ao acúmulo de lactato (tab. 15, 16 e fig. 11). Segundo MacDonald et al (2002), o acúmulo de metabólitos induzido pelo exercício é um dos principais fatores responsáveis pela vasodilatação muscular e conseqüente queda de resistência vascular periférica durante e após o exercício; o que explicaria a diminuição da PAD e uma queda mais duradoura da PAM após o exercício resistido em forma de circuito (40% de 1RM), o qual foi realizado nesse estudo.

Também, foi verificado o comportamento médio da glicemia em repouso, final do exercício e período de recuperação pós-exercício nos diferentes tratamentos (sessões de exercícios resistidos, aeróbio e controle). Nessa análise ocorreu diferença significativa em relação ao exercício aeróbio para o controle (tab. 18 e fig. 13). Entretanto não foram observadas diferenças significativas entre os outros tratamentos. Na literatura não há estudos relacionados com HPE e com a resposta da glicemia em hipertensos bordeline. Os fatores que podem explicar as diferenças encontradas na glicemia entre os diferentes tratamentos podem ser: 1) o exercício realizado a 70% da Fcreserva, o que está abaixo do limiar anaeróbio quando ocorre aumento na capacitação de glicose, assim, estando abaixo do limiar das catecolaminas, ocorrendo uma glicogenólise hepática (glicose para o sangue). Isso explicaria esta queda glicêmica, atingindo níveis menores se comparados aos outros momentos; 2) Apesar de os exercícios resistidos a 40% 1RM também promoverem uma grande utilização de glicose, ela está acima do limiar de lactato (ocorre ~ 27%), podendo estar acima do limiar das catecolaminas, o que acarretaria em uma grande liberação de glicogênio hepático e, conseqüentemente, o aumento da glicemia; 3) O gasto calórico total no exercício aeróbio parece maior, porque ocorre um maior depressão de glicogênio, o que pode acarretar numa maior metabolização pós-exercício e, conseqüentemente, numa menor glicemia.

O comportamento da freqüência cardíaca em repouso, ao final do exercício e durante o período de recuperação pós-exercício ao longo dos diferentes tratamentos (sessões de exercícios resistidos, aeróbio e controle), foi significativamente diferente em todos os momentos (fig. 15), exceto no de controle. Em um estudo com exercício aeróbio, MacDonald et al (2000) observaram que ocorria aumento da FC durante os 60 primeiros minutos de recuperação em hipertensos, quando esses realizavam exercício a 70% do VO$_2$máx, ocorrendo aumento da FC por 60 de recuperação. Isso confirmou o resultado do presente estudo realizado; contudo, Forjaz et al (1998) observaram em normotensos, quando realizaram exercício a 80% do VO$_2$máx, ocorreu aumento da FC de recuperação. No presente estudo ocorreu aumento da FC durante recuperação pós-exercício em relação do repouso pré-exercício, o que pode ser explicado por um possível ajuste neural (barorreceptores) na tentativa de elevar o DC para compensar a pressão arterial diminuída durante recuperação pós-exercício.

Comportamento médio do duplo na recuperação pós-exercício realizado durante os diferentes tratamentos (sessões de exercícios resistidos, aeróbio e controle) evidenciou diferenças significativas entre RES, AER e CON (fig.16). O duplo produto exibe uma íntima relação com o consumo de oxigênio pelo miocárdio e com o fluxo sangüíneo coronariano mediador, observado diretamente em indivíduos em intensidades diferentes. McArdle et al (2003) definiram que o exercício resistido para membros superiores produz um maior duplo produto; entretanto, os resultados do presente estudo com exercício resistido (tab. 24) apresentou menor sobrecarga no miocárdio, em se comparando com o exercício aeróbio (tab. 25). Vale ressaltar que a forma de se mensurar a PA no presente estudo não reflete, para o exercício resistido, os valores pressóricos reais que os participantes possam ter atingido durante a realização de tais exercícios, o que inviabiliza qualquer comparação durante o exercício.

No entanto, os benefícios do exercício resistido (agudo e crônico) sobre o DP não podem ser desprezados. Pollock et al (2000) verificaram que, a partir da adaptação do voluntário ao exercício resistido, ocorre um aumento no limiar anaeróbio absoluto diminui o número de fibras recrutadas para uma mesma intensidade de esforço e, dessa forma, essa adaptação denota grande importância na qualidade de vida e na profilaxia de eventos cardiovasculares, devido à redução no duplo produto, confirmando os resultados do presente e os estudos nas sessões de exercícios resistidos. O estudo de Arsa et al (2004) com exercícios resistidos em intensidades diferentes com suplementação de creatina não mostraram relevância das intensidades exercitadas no comportamento do DP, o qual ficou aumentado durante a recuperação, sendo semelhante aos resultados do presente estudo.

A HPE tem sido utilizada como tratamento não farmacológico da hipertensão arterial, uma vez que este fenômeno, quando desencadeado, ainda pode persistir por algumas horas pós-exercício. Contudo, estudos adicionais são importantes para analisar a sustentabilidade do fenômeno por longos períodos ao longo do dia e durante as atividades da vida diária, usando técnicas precisas para mensurar e controlar a medição após uma atividade física. O presente estudo teve uma colaboração importante neste sentido. No entanto, é necessário também que se estabeleça uma interação entre o exercício e os medicamentos anti-hipertensivos, para que ocorra a hipotensão. Indivíduos com hipertensão leve podem controlá-la apenas com o exercício físico, mas indivíduos com hipertensão severa devem continuar com a medicação.

Wilcox et al (1987) observaram o efeito ativo do exercício e de medicações como beta-bloqueadores na HPE. Contudo, observaram restrições aos beta-bloqueadores que podem fazer uma combinação inapropriada com o exercício físico. O aumento do uso de várias drogas pela população mundial, como agentes inibidores da enzima angiontensina, precisam ser mais investigados juntamente com o exercício físico (MacDONALD, 2002).

Para um melhor entendimento sobre a regulação da PA e sobre a condição da hipertensão, faz-se necessário um melhor discernimento sobre os mecanismos que agem sobre a HPE, por meio de investigações que desvendem os agentes que podem desencadear a HPE, bem como estudos adicionais sobre os benefícios de diferentes variações de exercício (tipo, intensidade, duração, horário de execução, exercícios concorrentes etc...) sobre a HPE em diferentes populações, bem como os mecanismos causais.

7 - Conclusão

A partir dos resultados do presente estudo, conclui-se que:

1 - As sessões de exercícios realizados em esteira ergométrica e exercício resistido apresentaram HPE semelhante. No entanto, a sessão de exercício em esteira ergométrica resultou em HPE mais duradoura para a PAS, enquanto que apenas o exercício resistido resultou em HPE de PAD.

2 - Os efeitos hipotensores dos exercícios (resistido e aeróbio) puderam ser observados por até 7 horas após sua realização, enquanto os participantes realizavam suas atividades normais ao longo do dia de trabalho na Presidência da República.

3 - As evidências de um efeito protetor do exercício sobre o sistema cardiovascular pôde ser observado em indivíduos hipertensos "bordeline", independentemente da modalidade de exercício, e mesmo após apenas 20 minutos de exercício aeróbio ou resistido, sugerindo a utilização destas formas de exercício como tratamento não farmacológico da hipertensão arterial.

Finalmente, estudos adicionais são necessários para analisar a sustentabilidade da HPE durante atividades da vida diária, como no presente estudo, após diferentes combinações de intensidades, tipo e duração de exercícios. Além disso, os mecanismos pelos quais diferentes tipos de exercício desencadeiam HPE (ex. exercícios resistidos vs ciclismo e/ou corrida) podem ser diferentes e precisam ser investigados.

8 - Referências Bibliográficas

Arsa, G.C; Moreno, J.R; Braga, P.L; Pacheco, M.E; Simões, H.G; Denadai, M.L.D.R. Influência da intensidade do exercício e suplementação de creatina no comportamento do duplo produto pós-exercício. **Revista Brasileira de Ciência e Movimento**, v. 27. p.163-163, Suplemento, 2004.

Arsa, G.C., Rios, A.C.S, Moreno, J.R., Braga, P.L., Campbell, C.S.G. & Simões, G. H. Hipotensão pós-exercício em hipertensos submetidos ao exercício aeróbio de intensidades variadas e de intensidade constante. **Revista Brasileira de Ciência e Movimento**, v.13, p.261, Suplemento, 2005.

Bottcher, B.L., Reani, T.F, Zanirato, S.N. & Kokubun, E. Hipotensão pós-exercício em hipertensos submetidos ao exercício aeróbio de intensidades variadas e de intensidade constante. **Revista Brasileira de Ciência e Movimento**, v.13, p.265, Suplemento, 2005.

Brown, P. S., Clemons, M. J., He, Q. & Liu, S. Effects of resistance exercise and cycling on recovery blood pressure. **Journal of Sports Sciences**, v.12, p.463-468, 1994.

Coats, A.J., Conway, J., Isea, J.E., Pannarale, G., Sleight, P., and Somers, V.K., The Physiological Society Systemic and forearm vascular resistance changes after upright bicycle exercise in man. **The Journal of Physiology**, v. 413, p. 289-298, 1989.

Forjaz, M.L.C., Santaella, F.D., Rezende, O.L., Barreto, P.C.A., Negrão, E.C. A Duração do exercício determina a magnitude e a duração da hipotensão pós-exercício. **Arquivos Brasileiros de Cardiologia**, v.70, (2), 1998.

Forjaz, M.L.C., Matsudaira, Y.; Rodrigues, B.F.; Nunes, N. & Negrão, E.C. Post-exercise changes in blood pressure, heart rate and rate pressure product at different exercise intensities in normotensive humans. **Brazilian Journal of Medical and Biological Research**, Oct v.31, p.1247-55, 1998.

Forjaz, M.L.C., Rezk C.C., Santaella F.D., Maranhão, F.A.D.G., Souza, O.M., Nunes, N., Nery, S., Bisquolo, F.A.V., Rondon, B.P.U.M., Júnior, M.D., Negrão, E.C. Hipotensão pós-exercício: características, determinantes e mecanismos. **Revista da Sociedade de Cardiologia do Estado de São Paulo**, Mai/Jun v.10(3-A), 2000.

Floras, J.S.; Sinkey, C.A.; Aylward, P.E.; Seals, D.R.; Thorenpn & Mark, A.L. Postexercise hypotension and sympatoinhibition in bordeline hypertensive man. **Hypertension**, v.14, p.28-35, abstract, 1989.

Focht, B.C.& Koltyn, K.F. Influence of resistance exercise of different intensities on state anxiety and blood pressure. **Medicine Science in Sports & Exercise**, Mar v. 31(3), p.456-63, 1999.

Fisher M.M. The effect of resistance exercise on recovery blood pressure. Official. **Journal of the American College of Sports Medicine**, May v. 31 (5), p. S392, Supplement, 1999.

Fisher M.M. The effect of aerobic on recovery ambulatory blood pressure in normotensive men an women. **Research Quarterly for Exercise and Sport.** v. 72(3), p.267-72, 2001.

Farinatti, P.T.; Simão, R.; Senna, G.W. & Polito, M.D. Hypotensive effect duration after resistive exercise depends on intensity. Official. **Journal of the American College of Sports Medicine,** May v. 35 (5), p. S293, Supplement, 2003.

Guyton, C.A & Hall, E.J. Fisiologia Humana e Mecanismos de Doenças. **Editora Guanabara,** 1998.

Hagberg, M.J.; Montain, J.S. & Martins, H.W. Blood pressure and hemodynamic responses after exercise in older hypertensives. **European Journal Applied Physiology.** v. 63(1), p.270-76, 1987.

Hagberg, M.J.; Blair, N.S.; Ehasani, A.A.; Gordon, F.N., Kaplan, N., Tipton, M.C., Zambraski, J.E. Physical Activity, Physical Fitness, and hypertension. **Medicine Science in Sports & Exercise.** v. 25(10), p.i-x.,1993.

Hara K., Floras J.S., Influence of naloxone on muscle sympathetic nerve activity, systemic and calf haemodynamics and ambulatory blood pressure after exercise in mild essential hypertension. **Journal Physiology.** v.13, p.447-61, 1994.

Halliwill, JR. Mechanisms and clinical implications of post-exercise hypotension in humans. **Exercise and Sport Scienses Reviews,** Apr v. 29(2), p.65-70. 2001.

Hogben, C.D.; MacDougall, J.D. & MacDonald, J.R. The effects of exercise duration on post exercise hypotension. **Journal of the American College of Sports Medicine,** May v. 31 (5), p.S57, Supplement, 1999.

Kaufman, F.L., Hughson, R.L., Schaman, J.P. Effect of exercise on recovery blood pressure in normotensive and hypertensive subjects. **Journal of the American College of Sports Medicine,** Feb v.19(1), p.17-20, 1987.

Kroeker, J.E. & Wood, H.E. Comparison of simultaneously recorded central and peripheral arterial pressure pulses during rest, exercise and tilted position in man. **Circulation research,** Nov v. III, p. 623-32, 1955.

MacDonald, J.R., MacDougall, J.D. & Hogben, C.D. The effects of exercise intensity on post exercise hypotension. **Journal of Human Hypertension,** v.13, p.527-531, 1999.

MacDonald, J.R., MacDougall, J.D. & Hogben, C.D. The effects of exercising muscle mass on post exercise hypotension. **Journal of Human Hypertension,** v.14, p.317-20, 2000.

MacDonald, J.R., MacDougall, J.D. & Hogben, C.D. The effects of exercise duration on post-exercise hypotension. **Journal of Human Hypertension,** v.14, p.125-29, 2000.

MacDonald, J.R., Hogben, C.D., Tarnopolsky, M.A.; MacDougall, D.J. Post exercise hypotension is sustained during subsequent bouts of mild exercise and simulated activities of daily living. **Journal of human hypertension,** Aug. v.15(8), p.567-571, 2001.

MacDonald, J.R., MacDougall, D.J., Interisano, S.A., Smith, K.M., McCartney, N., Moroz J.S., Younglai E.V., Tarnopolsky, M.A. Hypotension following mild bouts of resistance exercise and submaximal dynamic exercise, **European Journal Applied Physiology**, Jan v.79(2), p.148-54, 1999.

Macdonald, J.R. Potential causes, mechanisms, and implications of post exercise hypotension. **Journal of Human Hypertension**, v.16, p.225-236, 2002.

Mota, R.M., Pardono, E., Borges, F.R., Santos, M.T.T. & Simões, G. H. Efeito do tipo e duração do exercício sobre a hipotensão pós-exercício em indivíduos normotensos. **Revista Brasileira de Ciência e Movimento**, v.13, p.298, Suplemento, 2005.

Mota, R.M., Pardono, E. & Simões, G. H. Hypotensive effects of aerobic and resistance exercises for hypertensive employees of Brazilian Presidency of Republic. **Journal of the American College of Sports Medicine**, Supplement, 2006 (em publicação).

McArdle, D. W., Katch, I.F. & Katch, L.V. Fisiologia do exercício: energia, nutrição e desempenho humano. **Editora Guanabara Koogan S. A.** quinta edição, 2003.

Nieman, D.C. Exercise testing and prescription. **A health related approach**, fifh edition, Mc Graw Hill, 2003.

O`Connor, P.J., Bryant, C.X., Veltri, J.P. & Gebhardt, S.M. State anxiety and ambulatory blood pressure following resistance exercise in females. **Journal of the American College of Sports Medicine,** Apr v.25, p.516-21, 1993.

Pollock, M.L.; Franklin, B.A.; Balady, G.L.; Chaitman, B.L.; Fleg, J.L.; Fletcher, B.; Limacher, M.; Pina, I.L.; Stein, R.A.; Willian, M. & Bazzarre, T. Resistance exercise in individuals with and without cardiovascular disease. **Circulation**, Feb v.101, p. 828-33, 2000.

Polito, D.M., Simão, R., Senna, W.G., Farinatti, V.T.P. Efeito Hipotensivo do exercício de força realizado em intensidades diferentes e mesmo volume de trabalho. **Revista Brasileira Medicina do Esporte**, Mar/Abr v. 9.(2), 2003.

Raine, M.N., Cable, T.N., George, P.K, Campbell, G.I. The influence of recovery posture on post-exercise hypotension in normotensive men. **Journal of the American College of Sports Medicine**, Mar v.33(3), p.404-412, 2000.

Reyes, R.A., Alomari, M., Zabic, S., Welsch, M., Wood, R. Post-exercise Hypotension after Resistance Exercise and Diminished Sympathetic Vascular Responsiveness in Older Women, **Journal of the American College of Sports Medicine**, June v.36 (5), p.190 Supplement, 2004.

Rondon, B.P.U.M., Alves, N.N.J.M., Braga, W.F.M.A., Teixeira, N.U.T.O., Barretto, P.C. A., Krieger, M.E., Negrão, E.C. Postexercise blood pressure reduction in elderly hypertensive patients. **Jornal American College of Cardiology**, v.39(4), p.676-82, 2002.

Simão, R, Fleck S., Polito, M., Monteiro W., Farinatti P. Efeitos dos exercícios resistidos em diferentes intensidades, volumes e métodos na pressão arterial em normotensos. **Revista Brasileira de Fisiologia do Exercício**, Jan- Abr v.3, p.116, 2004.

Simões, G. H., Lizardo, F.H.J. Effects of type and intensity of resistive exercise on post exercise hypotension, Official. **Journal of the American College of Sports Medicine**, June v. 36 (5), p.189, Supplement, 2004.

Lizardo, F.H.J; Simões, G. H. Efeitos de diferentes sessões de exercícios resistidos sobre a hipotensão pós-exercício. **Revista Brasileira de Fisioterapia**, v.9, p.249-255, 2005 .

Wilcox, R.G.; Bennet, T.; Brown, A. M.; Macdonald, I.A.:Is exercise good for hight blood pressure? **Br Med Journal**, v.285, p.767-9, 1982.

Wilkins, W. B.; Christopher, T. M.; Halliwill, R. J. Regional hemodynamics during postexercise hypotension. II Cutaneous circulation. **European Journal Applied Physiology**, v.97, p.2071-2076, 2004.

Werneck, Z.F., Ribeiro, S.C.L. Efeito do tipo e da intensidade de esforço na hipotensão pós-exercício, **Revista Brasileira de Fisiologia do Exercício**, Jan – Abr v.3, p.118, 2004.

Williamson, J.W.; McColl, R.; Mathews, D. Charges in regional cerebral blood flow distribution during postexercise hypotension in humans, **European Journal Applied Physiology**, v.96, p.719-724, 2004.

9 – Anexos

9.1 – Anexo A: Termo de consentimento livre e esclarecido

TERMO DE CONSENTIMENTO LIVRE E ESCLARECIDO

Eu, _____, de livre e espontânea vontade, aceito participar do projeto de pesquisa de Mestrado em Educação Física intitulado "EFEITOS HIPOTENSORES DE EXERCÍCIOS AERÓBIOS E RESISTIDOS REALIZADOS POR FUNCIONÁRIOS DA PRESIDÊNCIA DA REPÚBLICA". A pesquisa será executada pelo Professor Márcio Rabelo Mota, aluno do curso de Mestrado em Educação Física da Universidade Católica de Brasília, sob orientação do Prof. Dr. Herbert Gustavo Simões.

Entendo que serão analisados, neste estudo, os comportamentos da pressão arterial e da freqüência cardíaca (magnitude e duração da Hipotensão Pós-Exercício) após a realização de exercício resistido e aeróbio, relacionando estas alterações com o comportamento da glicemia e do lactato sangüíneo ao longo do dia.

Estou ciente de que, para participar dos testes relativos a este trabalho, deverei atender os seguintes critérios:

1) Ser do sexo masculino ou feminino;

2) Estar relativamente habituado à prática de atividade física / exercício físico;

3) Não apresentar quaisquer doenças/disfunções que possam ser identificadas na anamnese médica (anexo 2) ou qualquer outro problema de saúde que possa comprometer minha integridade física durante a realização dos exercícios.

4) Ter sido submetido a exames médicos complementares anteriores à participação no presente estudo. Tais exames incluem: um eletrocardiograma em repouso; um teste de esforço (ECG de esforço); testes laboratoriais como hemograma completo, perfil lipídico (triglicerídeos, colesterol total, HDL, LDL e VLDL).

Entendo que me submeterei a duas sessões de 20 minutos de exercícios, sendo esses um circuito de exercícios resistidos e uma sessão de exercício aeróbio em esteira ergométrica. Além disso, serei submetido a uma sessão de controle sem exercícios. As sessões serão realizadas no Setor de Preparação Física da PR, em dias distintos, sendo as sessões e os demais procedimentos distribuídos da seguinte forma:

Sessão 1: às 10h - serão mensurados pressão arterial (PA) e FC, em repouso e após o teste de 1RM na posição sentada.

Sessão 2 e 3: das 10h às 11h - mensuração da PA e FC a cada 5 minutos durante 20 minutos em repouso sentado, durante o exercício (resistido ou em esteira ergométrica) e durante a recuperação pós-exercício, também na posição sentada. As mensurações pós-exercício serão realizadas ao final do exercício (resistido ou em esteira ergométrica), a cada 15 minutos durante a primeira hora da recuperação pós-exercício, bem como após o almoço e 3h e 7h da realização dos exercícios. As coletas às 3h e 7h de recuperação serão realizadas na Presidência da República, local de trabalho dos participantes, onde os voluntários ficarão em repouso por 10 minutos antes da realização das coletas.

Sessão 4: das 10h às 11h - mensuração da PA e da FC em repouso. Os voluntários participarão de uma sessão de controle, isto é, sem execução de exercícios. Ocorrerão coletas no período de 1h, após o almoço, 3h e 7h do repouso, sendo que as coletas realizadas às 3h e 7h do dia controle serão realizadas no local de trabalho do participante.

Todas as mensurações realizadas durante 1h, após almoço, 3h e 7h pós-exercícios serão feitas durante 20 minutos de repouso sentado.

Entendo que a pressão arterial sistólica e diastólica e a freqüência cardíaca serão mensuradas em repouso, durante o exercício e no período de recuperação pós-exercício. Além disso, serão realizadas coletas de 25µl de sangue do lóbulo da orelha. Para isso, após assepsia local com álcool e utilizando-se de uma lanceta descartável, será realizada uma pequena incisão no lóbulo da orelha e a coleta da amostra de 25µl de sangue será realizada utilizando-se de capilares descartáveis de vidro, calibrados para 25µl.

Entendo que podem existir desconfortos e riscos inerentes à pesquisa proposta conforme os seguintes termos:

- Os procedimentos do presente estudo apresentam riscos mínimos para o participante. Tais riscos incluem: possibilidade de sentir falta de ar, tonturas, náusea, desmaio, câimbras musculares ou fraqueza. Existe também a possibilidade de ocorrerem batidas irregulares do coração e, em improváveis ocasiões, um risco de ataque cardíaco.

- Os riscos associados à picada feita no lóbulo da orelha são mínimos. A coleta do sangue será executada pelo investigador principal, enquanto estiver envolvido no estudo. A superfície da pele será, antes da coleta das amostras, higienizada com um algodão umedecido em álcool e os técnicos usarão luvas de procedimento descartáveis. Todas as lancetas e tubos capilares serão esterilizados e, depois, descartados.

No entanto, entendo que, por ter me submetido previamente a exames complementares médicos (como ECG de repouso e esforço) e sendo o laudo médico favorável à minha participação em programas de exercícios físicos, os possíveis riscos citados anteriormente estão minimizados. Fica esclarecido também que, a qualquer momento durante as sessões, posso interromper o exercício. Quanto à picada no lóbulo da orelha, fui informado de que poderei sentir uma mínima dor, quando executado o procedimento.

Estou ciente de que haverá benefícios provenientes da participação deste projeto de pesquisa, pois serei informado sobre a minha aptidão física. Adicionalmente, informações sobre o comportamento da minha pressão arterial e freqüência cardíaca, que são importantes para um treinamento personalizado, serão conhecidos, bem como os efeitos gerais da hipotensão pós-exercício resistido e aeróbio.

Todas essas informações poderão auxiliar o orientador físico a melhorar a qualidade dos programas de exercícios destinados às pessoas hipertensas. Além disso, todos os dados coletados e todos os exames médicos complementares aos quais serei submetido (Eletrocardiograma, teste de esforço ergométrico e perfil lipídico) poderão ser úteis na melhoria da minha saúde e da minha qualidade de vida.

Ainda, fica claro que:

- Os testes serão realizados em dias distintos e em ordem randomizada.

- As informações obtidas durante a realização do estudo permanecerão confidenciais. Todos os voluntários serão identificados através de números, de forma que só o investigador principal saberá a identidade dos mesmos. O investigador será a única pessoa que ter acesso às informações sobre o assunto.

- Todas as informações que unem o nome do voluntário ao seu respectivo número serão mantidas em segredo pelo investigador principal.

- Todos os dados coletados durante a pesquisa serão destruídos, depois de decorridos dezoito meses da realização dos testes do último voluntário.

- Todos os resultados serão informados como médias do grupo.

- No improvável caso de danos físicos resultantes da participação dos voluntários nesse estudo, os mesmos receberão tratamento emergencial que será prestado pela Coordenação de Saúde da PR.

- Nenhum benefício especial será concedido em compensação ou pagamento de algum tratamento em função da participação dos respectivos voluntários nesta pesquisa.

Estou ciente de que esse consentimento poderá ser cancelado a qualquer hora sem penalidade ou perda de possíveis benefícios oriundos de minha participação. Tenho plena ciência do meu direito de parar qualquer teste físico a qualquer momento, se este for o meu desejo. Terei, ainda, o direito de obter e prestar quaisquer esclarecimentos relacionados à presente pesquisa. Entendo que posso contatar o Profº Marcio Rabelo Mota nos telefones (61) 9649-0366 / 411-2612 para dirimir quaisquer dúvidas referentes a esta pesquisa ou à minha participação na mesma.

Eu li e entendi todas as informações contidas neste termo de consentimento.

Data: _____/_____/2005.

_____

Assinatura do voluntário

_____

Profº Márcio Rabelo Mota
Cref-DF 1146-G

9.2 – Anexo B: Histórico de saúde (anamnese)

HISTÓRICO DO ESTILO DE VIDA E SAÚDE
ANAMNESE

Identificação:

Nome:_____ Data:___/___/____
e-mail (opcional): _____
Estatura: _____Peso: _____ Data Nascimento: ___/___/___Idade: ____
Número de telefone (opcional): _____

Por favor, responda as perguntas abaixo:

1. **Você se exercita freqüentemente?** ( )sim ( )não
Se a resposta foi afirmativa, há quantos anos você esteve ou está comprometido em realizar atividades físicas? _____

2. **Quantas vezes você se exercita por semana?**

( )1 a 2 vezes ( )2 a 3 vezes ( )3 a 4 vezes ( )4 ou mais vezes
Em que horário? _____

3. **Marque o tipo de exercício que você normalmente faz (marque mais de um se for o caso).**

( ) corrida   ( ) futebol   ( ) outros (por favor, especifique):
( ) ciclismo   ( ) voleibol   _____
( ) caminhada   ( ) basquetebol   _____
( ) natação   ( ) tênis   _____
( ) corrida de curta distância   ( ) musculação   _____

4. **Quanto tempo (horas:minutos) você gasta em uma sessão de atividade física?**
Mínimo: _____ Máximo:_____

5. **Você se exercita com assistência ou orientação de algum especialista?**

( ) sim   ( )não

6. **Você tem alguma restrição, considerando a corrida como um tipo principal de exercício?**

( ) sim   ( )não
Se você respondeu sim, por favor, detalhe: _____
_____

7. **Descreva seu horário habitual de dormir/acordar.**

Horário de dormir: _____ Horário de acordar: _____

8. Em que horário você habitualmente faz as seguintes refeições?

Café da manhã:_____ almoço:_____ lanche:_____
jantar:_____

9. Você dorme depois do almoço?

( ) sim ( )não.
Quantas vezes por semana? _____ Em média, qual o tempo de sono?_____

10. Indique se alguma das alternativas abaixo se aplica a você, marcando um X no respectivo item.

( ) Hipertensão
( ) Caso pessoal ou de familiares com problemas ou doenças do coração
( ) Diabetes
( ) Problemas ortopédicos
( ) Uso regular de produtos feitos de tabaco.
( ) Asma ou outros problemas respiratórios crônicos
( ) Enfermidades recentes, febre ou distúrbios gastrintestinais (diarréia, náusea, vômito).
( ) Algum outro problema de saúde não listado acima. Detalhe-o abaixo:

_____
_____
_____

11. Se você sofre de hipertensão, por favor, liste o nome do medicamento que usa, se o toma regularmente e há quanto tempo.

_____
_____

12. Liste alguns medicamentos prescritos (vitaminas/suplementos nutricionais ou automedicação) que você toma habitualmente ou tenha feito uso nos últimos cinco dias (inclusive suplementos dietéticos/nutricionais, remédios à base de ervas, medicações para alergias ou gripe, antibióticos, medicamentos para enxaqueca/dor de cabeça, aspirina, analgésico, anticoncepcional, etc).

_____
_____
_____

Certifico que as respostas por mim dadas no presente questionário são verdadeiras, precisas e completas.

Assinatura: _____

Data: _____/____/_____

9.3 – Anexo C: Ficha para coleta de dados.

Ficha de coleta de dados   Anexo 3

| VARIÁVEL | REPOUSO (21') | | | | RECUPERAÇÃO (60') | | | | | | REC. LOCAL DE TRABALHO | |
	7'	14'	21'		0'	15'	30'	45'	60'	pós-prandial	240'	420'
PAS (mmHg)												
PAD (mmHg)			modalidade									
PAM (mmHg)												
FC (bpm)												
Lac (Tubo Nº)												

VOLUNTÁRIO:		DATA:	/	/2005
PESO:				
ESTATURA:				
IMC:				

NÍVEL DE ESTRESSE: ( ) ALTO ( ) MÉDIO ( ) BAIXO 420'

9.4 – Anexo D: Procedimentos do Estudo.

REPRESENTAÇÃO DOS PROCEDIMENTOS DO ESTUDO

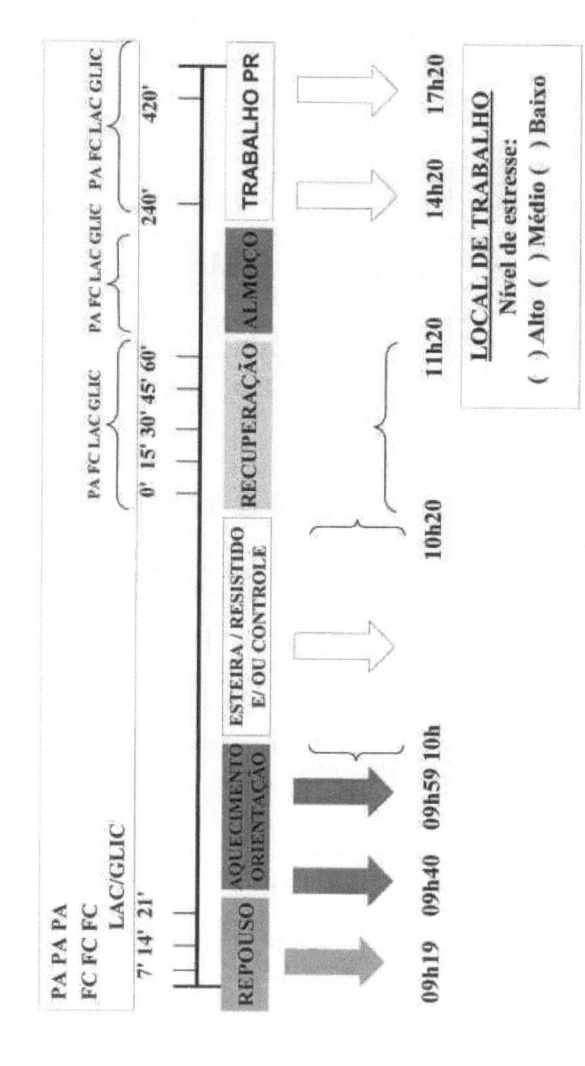

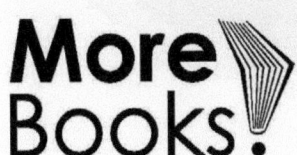
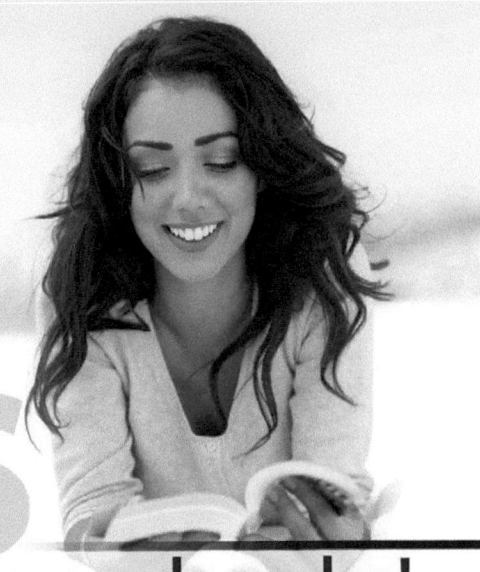
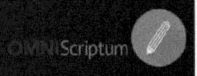

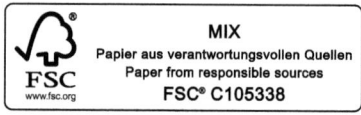

Printed by Books on Demand GmbH, Norderstedt / Germany